新睡眠革命

自主睡眠·自由睡眠·自然睡眠

汪卫东　著

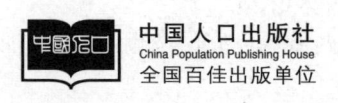

中国人口出版社
China Population Publishing House
全国百佳出版单位

图书在版编目（CIP）数据

新睡眠革命 / 汪卫东著 . -- 北京：中国人口出版社，2020.10（2022.4 重印）

ISBN 978-7-5101-6442-2

Ⅰ.①新… Ⅱ.①汪… Ⅲ.①睡眠—研究 Ⅳ.① R338.63

中国版本图书馆 CIP 数据核字（2020）第 159647 号

新睡眠革命

XIN SHUIMIAN GEMING

汪卫东　著

责 任 编 辑	姜淑芳　何　花	
封 面 设 计	杨飞羊	
版 式 设 计	蒲　钧	
责 任 印 制	林　鑫　单爱军	
出 版 发 行	中国人口出版社	
印　　　刷	北京柏力行彩印有限公司	
开　　　本	710 毫米 ×1000 毫米　　1/16	
印　　　张	20.5	
字　　　数	275 千字	
版　　　次	2020 年 10 月第 1 版	
印　　　次	2022 年 4 月第 2 次印刷	
书　　　号	ISBN 978-7-5101-6442-2	
定　　　价	49.80 元	

网　　　址	www.rkcbs.com.cn
电 子 信 箱	rkcbs@126.com
总编室电话	（010）83519392
发行部电话	（010）83510481
传　　　真	（010）83538190
地　　　址	北京市西城区广安门南街 80 号中加大厦
邮 政 编 码	100054

汪卫东睡眠格言

1. 睡眠三境界：自主睡眠，自由睡眠，自然睡眠。

2. 关于失眠原因：世界上没有无缘无故的爱，也没有无缘无故的失眠——早期的失眠问题，一定来自自己的情绪。从来不考虑失眠的人也就从来不失眠。

3. 关于睡眠时间：睡眠是最自然的生理和心理需求，每个人对自己的睡眠时间不能有半点的"想法"。睡得着就多睡一会儿，睡不着就少睡一会儿；睡得着就早睡一会儿，睡不着就晚睡一会儿；精力好的时候就少睡一会儿，精力差的时候就多睡一会儿；精力好的时候就晚睡一会儿，精力差的时候就早睡一会儿。

4. 治疗失眠最高境界：让失眠者最终放弃依靠外力治疗失眠。

5. 治疗失眠的最佳依靠，不是专家，不是医生，不是药物，不是疗法和技术，是失眠者自己。

6. 治疗失眠最佳方式：缩短在床时间，提高睡眠质量。

7. 在睡眠问题上，对自己的睡眠一点"私心杂念"都不能有。

8. 关于睡眠的悖论：越想睡，就越睡不着，越想睡得快，就越睡不快；越想睡得深就越睡不深；越想不做梦，做梦就越多。

9. 不重视睡眠身体会得病，过度重视睡眠会得心理病。

10. 关于睡眠与人格倾向：睡眠越认真，睡觉越不好；对于普通人，越研究自己的睡眠越容易失眠；越要求自己的睡眠完美的人越容易失眠。

自 序

　　自己从大学时期失眠到投入睡眠研究差不多 40 年了，猛然发现，本不该成为人类问题的睡眠，确实已经成了人类社会的问题，而且不是一个小问题。如果不是这样，为什么自 20 世纪 80 年代开始，世界上就形成了专门从事睡眠医学研究的科学家？为什么这个世界上，有那么多人出现了睡眠问题？如果不是这样，为什么要有人专门研究睡眠问题？人类为什么要形成睡眠专科和学科？为什么睡眠医学在各国方兴未艾？为什么要设立"世界睡眠日"？

　　《神经科学论坛》在总结 2019 年睡眠医学十大进展时首先这样描述：睡眠是一种在哺乳动物、鸟类和鱼类等生物中普遍存在的自然休息状态，甚至在无脊椎动物，如果蝇中也有这种现象。睡眠的特征包括减少主动的身体运动，对外界刺激反应减弱，增强同化作用（生产细胞结构），以及降低异化作用水平（分解细胞结构）。世界卫生组织对 14 个国家 15 个地区的 25916 名在基层医疗就诊的患者进行调查，发现有 27% 的人有睡眠问题。据报道，美国的失眠发生率高达 32% ～ 50%，英国 10% ～ 14%，日本 20%，法国 30%。在中国，成年人失眠发生率高达 38.2%，50% 的学生存在睡眠不足。即超过 3 亿中国人存在睡眠障碍，且更让人吃惊的是该数据仍在逐年上升。睡眠障碍对生活质量的负面影响很大，但相当多的患者没有得到合理的诊断和治疗。睡眠障碍已成为威胁世界各国公众的一个突出问题。最近的睡眠科学研究取得了十大进展。

1. *Science*：人类睡眠时被拍下"洗脑"全程

2. *Science*：揭示睡眠时大脑记忆储存机制

3. *Cardiovasc Res*：睡眠不足导致贫困的人更容易得心脏病

4. *Nat Hum Behav*：失眠或会增加次日 30% 的焦虑水平

5. *Cell* 子刊：发现大脑睡眠质量调控机制

6. *Cell*：调节大脑睡眠波能够影响学习能力

7. *Nature*：揭示氧化应激导致睡眠的分子机制

8. *Nature*：充足睡眠能够降低心血管疾病发生风险

9. *JEM*：揭示睡眠可以调节免疫功能

10. *Science*：睡眠剥夺加快阿尔茨海默病中的大脑损伤

从科学角度看，以上这些研究对于解决人类睡眠问题无疑具有重大意义，但如果问：这些研究解决了多少人类睡眠的现实问题，改善了多少人类的睡眠问题，减少了多少人类的"睡眠障碍"患者？或者说，让人类出现"睡眠障碍"的可能性减少了多少，出现"睡眠障碍"的人数减少了多少，人类从这些研究中受到了多少恩惠？回答是"几乎没有"或者"极少"！当然，基础研究不是为了直接解决应用问题。"睡眠障碍"包括大量相关疾病，"失眠"是"睡眠障碍"中比例最多的，源自心理因素；其次是"睡眠呼吸暂停"，大多数由肥胖引起，不良生活方式是主要原因。这两个疾病占了睡眠障碍疾病绝大多数。

我们讨论的重点显然要围绕这个大多数展开。

为什么我开篇提到睡眠本来不应该成为人类的问题？德国马克斯普朗克鸟类学研究所研究鸟类睡眠的尼尔斯·罗登伯格（Niels Rattenborg）说："一些动物生存所需的睡眠，似乎远少于此前根据睡眠修复功能理论做出的估计。""不过，在对睡眠时间较短的动物的研究中，可以发现一种模式，即没有一种动物是完全不用睡觉的。这种对极少睡眠的保留意味着，即使在这些非同寻常的超短睡眠者中，最少量的睡眠也是必不可少的。"那么动物有失眠现象吗？人类对这个问题的回答无疑是非常困难的。我们从人类对失眠的定义可以看出，"失眠是对睡眠时间和（或）睡眠质量不满足并影响日间社会功能的一种主观体验"，常表现为"入睡困难、睡眠质量下降和睡眠时间减少、记忆力和注意力下降等，常影响患者日间生活与工作"。人类对失眠的定义确定失眠主要是一种"主观体验"，显然动物无法回答！

由于人类具有动物属性与心理属性及其社会属性（而所谓社会属性也是通过人类个体的动物属性或者心理属性来体现的），既然是"主观体验"，进一步的研究就要证明这种主观体验来自哪里。是来自生物属性还是纯粹的心理属性，还是二者兼有？

英国运动睡眠教练尼珂·利特尔黑尔斯（Nick Littlehales），曾任英国睡眠协会副会长，他是第一个将睡眠修复室引入卡林顿训练基地的教练，在其《睡眠革命》一书以"不要浪费宝贵的时间睡觉"为题的序中这么说，"临床医学已经证明了睡眠对健康的重要性"，"睡眠对我们的健康至关重要"，没有一位科学家会否认这一点。简单地说，我们并没有获得充足的睡眠。据预测，平均而言，当代人比生活在20世纪50年代的人少睡1～2个小时。那么答案就是我们该多睡一会儿吗？（本书作者注：问题在于，这减少的睡眠时间是因为什么？

是因为人们不重视睡眠而减少睡眠时间？还是因为体力劳动减少，身体对睡眠的需求量相应减少？还是因为人们生活方式改变而导致睡眠心理需求增加？还是因为人们为了其他心理需求而造成焦虑？抑或别的原因？）在书序的最后，他再次强调"不要再把时间浪费在毫无成效的睡眠上了"。他为此研制了"R90方案"："夜间从睁开眼睛到闭上眼睛的过程中，我们所做的每一件事都将影响睡眠质量。当我们准备静下心来、上床睡觉时，如果采纳'睡眠修复关键指标'中提出的那些建议，就能积累我们的边际增益。"当然我们理解，作为一名运动睡眠教练，其目的主要是满足运动员的睡眠需求，由此引申到睡眠领域的各个方面。

纵观睡眠医学的发展，事实也提示人类正在进行一场"睡眠革命"。当然这种所谓"睡眠革命"，强调解决睡眠问题之于人类生命的意义，起到了引导科学界重视睡眠，重视睡眠医学发展和基础研究，重视睡眠医学专科、学科与人才队伍建设，通过睡眠医学发展最终解决人类的睡眠问题，提升人类的健康素养与生命质量。无疑，"睡眠革命"极大地促进了睡眠医学的发展。

但遗憾的是，从20世纪80年代发展到今天，无论是国外还是国内，"睡眠革命"的结果，睡眠医学的发展，到底解决了多少人类的睡眠问题？无论是基础研究还是临床研究，无论是资金投入还是资源配置，无论是人才培养还是研究方向，无论是市场机制还是计划任务，人类对自身睡眠研究的重点，按道理应该着重指向解决临床上最常见的睡眠障碍，而在解决这些实际问题中，心理与生活方式研究应该是主要方向。但现实情况显然不是！国际睡眠医学的发展，一部分原因是由睡眠监测与呼吸机产业推动的，而睡眠监测与呼吸机产业显然只能部分解决或者对症解决睡眠呼吸暂停问题，而且几乎不解决庞大的失眠人群问题。医学发展的根本目标是解决实际问题，而"世界睡眠日"的设立以及对于节律研究的诺贝尔奖的颁发，对解决人类睡眠问题究竟能够起多大作用？睡眠问题动物研究能不能代替人的睡眠问题研究？

虽然"睡眠革命"一方面推动了睡眠医学的发展，普及了睡眠医学知识，但从另一方面看，由于失眠问题 80% 主要来自"心理"，"睡眠障碍"问题主要来自生活方式，过度渲染的"睡眠革命"本身，在引起人们关注睡眠的同时，也可能正成为诱发失眠的重要原因之一。那么，为了更快更好地解决人类睡眠问题，睡眠科学与睡眠医学发展的重点，无疑是改变人类自身，改变人们的心理状态，改变人类的生活方式，从而达到真正解决睡眠问题。

我把上述"睡眠革命"理解为传统意义上的"睡眠革命"，而我在思索"睡眠革命"的另一个重大问题，即过度强调"睡眠革命"，恰恰造就了更多的"睡眠问题"。所以要在原来"睡眠革命"基础上，进入另一场革命，即"新睡眠革命"。解决睡眠问题，首先应该是解决人类自身心理和生活方式问题，而不是仅仅集中于解决睡眠本身问题，这才是一场真正意义上的"睡眠革命"。

所谓"新睡眠革命"的"新"，在于更加关注如何才能真正解决睡眠问题。与传统"睡眠革命"意义不同在于"新睡眠革命"具有以下三大基本观点：

1.睡眠科学和睡眠医学发展重点之一，强调着力解决发病人群最多的问题，即一是解决失眠问题，二是解决睡眠呼吸暂停问题。前者主要是睡眠心理问题，与人格发展与人格倾向以及认知、情绪、行为有关；后者则主要是生活方式改变的问题。所谓"新睡眠革命"，主要是人类自身调整睡眠心理、改变生活方式，是人类自身的一场革命。

2. 睡眠科学和睡眠医学发展重点之二，是引导那些有睡眠问题的人自己解决睡眠问题，把解决睡眠问题的"主动权"交给睡眠障碍患者本身，而不是完全靠医院睡眠医学科或者睡眠中心的医生来解决。所谓"新睡眠革命"，是要唤醒大量睡眠障碍患者对自己进行主动"革命"。睡眠障碍患者改变自身的生活方式和调整心理状态，比寻找医生和药物更加重要，只有极少数严重睡眠障碍或者自身难以解决的情况下才应该求助于医生。

3. 睡眠科学和睡眠医学发展重点之三，不应该仅仅是针对让失眠的人了解睡眠障碍对人体的危害，引导他们去睡眠医学科进行监测和治疗，而是针对睡眠诊疗队伍自身也要进行"睡眠科普"，提高医务人员的睡眠与心理健康素养问题，因为他们对这些问题认识严重不足。所谓"新睡眠革命"，也是从事"睡眠革命"队伍自身的一场革命！

所谓"新睡眠革命"，是基于人类睡眠的心理悖论：不重视睡眠要得病，过度重视睡眠也会得病。

所谓"新睡眠革命"，是基于目前很多人认为睡眠障碍由于"压力过大""社会竞争激烈"等外在因素造成，把睡眠问题归结于"外因"，从而在治疗上完全依赖于医院专科，依赖于设备监测，依赖于某种药物某种器械，难以真正解决睡眠问题。

基于上述思考与研究而成书的《新睡眠革命》，只是一种呼吁，一种呐喊，一种劝导。因为人类有睡眠问题，人类才需要学会改变自己，而不是依赖其他！

汪卫东

目　录

第六章　睡眠与社会 / 171

第一章　睡眠与生命

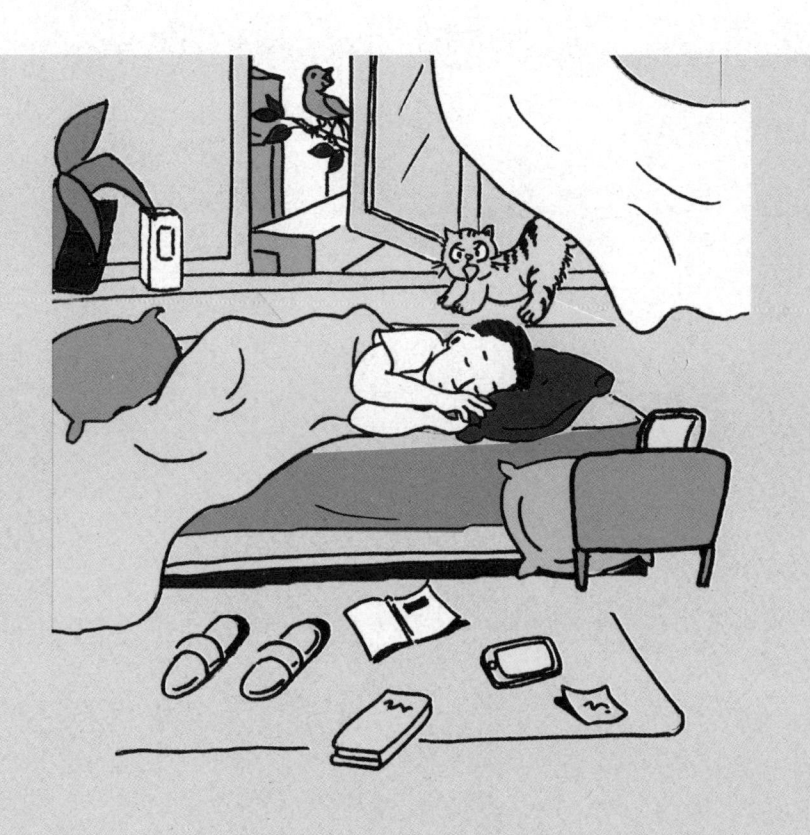

　　睡眠，从生命诞生之日起一直延续到生命终结，始终伴随着生命，无人例外。莎士比亚戏剧中的麦克白描述睡眠为人生盛宴上的主要营养。贯穿生命始终的睡眠，究竟有什么样的魔力？

| 第一节　生

人的一生几乎有 1/3 的时间是在睡眠中度过的，现在的你是否还在追求每天 8 小时的睡眠时间？或是苦于早起、熬夜而无法满足 8 小时？你真的了解自己的睡眠吗？

▉ 一、睡眠是生命的主旋律 ▉

新生儿大部分时间都在睡觉，一天累计的睡眠时间在 18 ～ 22 个小时。随着宝宝年龄的增长，其睡眠时间也会逐渐缩短。2 ～ 5 个月的宝宝睡眠时间大致是 15 ～ 18 个小时，6 ～ 12 个月的宝宝睡眠时间大致是 14 ～ 16 个小时，1 ～ 3 岁的宝宝睡眠时间大致是 10 ～ 12 个小时。

其实睡眠所占据的 1/3 的时间，在你的一生中并不是平均分配的。既然婴幼儿时期睡眠占据了绝大多数的时间，那必然意味着在其他时期睡眠会相对减少。大多数人随着年龄的增长，睡眠时间会逐步减少，但也有少数老年人表现出睡眠增多的现象，所以并不是一生中都固定在每天睡 1/3 的时间。有的成年人，特别是老年人，每天可能只需要 4 ～ 5 个小时的睡眠时间，极少数人则只需要 3 ～ 4 个小时。

在最新的研究中，美国国家睡眠基金会（NSF）的专家对不同年龄段人群所需的睡眠时间提出修改建议，如下表 1-1 所示：

表 1-1

初生婴儿（0～3个月）	14～17 小时
婴幼儿（4～11个月）	12～15 小时
学步儿童（1～2岁）	11～14 小时
学龄前儿童（3～5岁）	10～13 小时
学龄儿童（6～13岁）	9～11 小时
青少年（14 - 17岁）	8～10 小时
青年人（18～25岁）	7～9 小时
成年人（26～64岁）	7～9 小时
老年人（65岁及以上）	7～8 小时

研究归研究，建议归建议，由于个体睡眠的生理心理需求差异很大，我们不必对上述睡眠建议刻板地对号入座。根据我们的临床经验，大多数失眠患者的症状恰恰是因为刻意地追求预期的睡眠时间而产生的，一旦实事求是地进行调整，原来的失眠症状大多能够得到彻底改变。机械地理解个体的睡眠时间，是导致失眠的重要原因。下文我们会继续分析。

二、为什么TA睡得这么少

现有的教科书普遍认为，人每天的睡眠平均需要 7～8 个小时。这个睡眠时间有两个方面的意思：一是人的一生中，平均每天需要睡眠 7～8 个小时，而不是心理预期的 7～8 个小时；二是以人类某个群体，比如一个国家的国民平均睡眠时间为代表，这个数字是 7～8 个小时。我们需要认可普遍规律，但更需要承认个体特殊性的存在，因为睡眠对于每个个体来说都是至关重要的。

"我家宝宝 2 个月大了，每天的精神都特别好，白天很少睡觉，一天大概只睡 13 个小时，我问了其他的妈妈，她们的孩子差不多每天都睡 20 个小时。我家宝宝每天只睡那么少的时间，足够吗？睡眠不好，会不会对她的发育有影响？怎样让我的宝宝多睡点呢？"一位妈妈有这样的疑惑。

不同的婴幼儿因个体差异，睡眠时间也会有不同的表现。现在的婴幼儿每天睡眠时间参考值是国外制定的，目前国内尚未制定睡眠时间参考值。根据 2006 年中国婴幼儿的睡眠调查来看，由于地区差异，中国婴幼儿的平均睡眠时间比国外少 2 个小时。因此，这位妈妈对宝宝每天只睡 13 个小时的情况其实不用担心，只要没有异样的症状，一般不会影响健康。

从婴幼儿开始，个体睡眠在时间上就有较大的差异，成年以后差异依然存在。国际综合咨询公司 KJT 集团和飞利浦集团在 2019 年"世界睡眠日"前夕，针对澳大利亚、巴西、加拿大、中国、新加坡、法国、德国、印度、日本、荷兰、韩国和美国等 12 个国家公民的睡眠时间和质量进行了比较，结果显示：在非休息日巴西人的睡眠时间最长，平均为 7.2 小时；中国位居第二，为 7.1 小时；荷兰排名第三，平均为 6.9 小时；睡眠时间最少的是日本和新加坡人，平均为 6.3 小时。

即使是同一个人，在不同的年龄，不同的身心状态，不同的工作、生活等状态，其睡眠时间都是不一样的。人类的睡眠时间因个体差异存在较大的差别，因此，大可不必追求"7 ~ 8 个小时"这样一个平均数。

但无论如何，睡眠是生命的一部分，如果没有睡眠何谈人生？

案例一：

某患者，45 岁之前喜欢运动，常常打高尔夫球，身体消耗量比较大，一直能够保持每天睡眠 7～8 个小时。但后来因为肾病做手术，摘除了一个肾。住院期间每天卧床休息，白天晚上都躺在床上似睡非睡，没有感觉到睡眠问题。出院以后，每天晚上只能睡 4～5 个小时，从而痛苦不堪，并且因为这种所谓"失眠"，白天出现了各种神经症状，如乏力、犯困、疲倦、无精打采等。仔细分析，原来是因为他手术之前消耗体力较大，每天需要睡 7～8 个小时才可以保持体力。而手术后每天没有太多的体力与精力的消耗，身体自然不需要睡 7～8 个小时，恰恰他又是一个精力充沛的人，所以，他的睡眠模式才会从原来的每天睡 7～8 个小时自然改变为每天只需要睡 4～5 个小时。而他白天的各种症状恰恰是由于他自己追求原来的睡眠时间，一旦不能满足这个睡眠心理需求，就自认为睡眠不足，从而产生一系列负面暗示导致的。这一点，很多医生包括心理医生也并不清楚，因此治疗效果不好。最好的办法是引导其逐步增加一些体力劳动或者脑力活动，帮助患者从观念上改变追求原来睡眠模式的思维方式，减少对睡眠的心理期待，让其逐渐摆脱睡眠焦虑，并调整自己以适应新的生活方式。

因此，即使曾经你一直有固定的睡眠时间，比如每天都能睡 7～8 个小时，但由于疾病或者其他原因睡眠时间发生改变，让你找不到过去的睡眠感觉，那也是正常的。

案例二：

曾经有一名 60 多岁的患者，每天睡眠时间很少，他从 20 多岁开始就认为自己睡眠不足，心里想，如果每天晚上能睡足 4 个小时就好了。他四处求医问药，去过各大省市，西药、中药、针灸等各种治疗方法都尝试过，治疗过程达 30 多年之久。即使这样治疗，也从来没有见效过，睡眠时间一点都没有增加。仔细询问，他几十年来每天工作时精力很好，白天也没有困的感觉，从来没有影响过工作。因此他本来就不是失眠症，只是对睡眠时间产生了错误理解，是他主观认为自己的睡眠不够。盲目治疗了几十年，吃了很多的药，也做过无数次针灸治疗，实际上都是无效治疗。

所以，睡眠多少应该让身体说了算，而不是心理说了算。少觉的人也未必身体差、寿命短，反而说明他的身体与精神都充满着活力，充满着激情。平淡地看待睡眠，自然地对待睡眠，累了就睡，偶尔遇到烦心的事、痛苦的事、伤心的事，导致睡不着，那也是正常的。只要不把那些烦心的事、痛苦的事、伤心的事带到睡眠当中来，就能安然入睡了。

三、别再嫌弃孩子睡得多

从美国国家睡眠基金会（NSF）给出的睡眠时间建议中可以看到，一个孩子从出生到成年之前，睡眠的需求比成年之后更大，这是为什么呢？

（一）睡得好，脑子好

初生婴儿"一天睡到晚"的睡眠模式是保证其生存和发展的需要而与生俱来的。有研究表明，睡眠对婴幼儿大脑的早期发育起着至关重要的作用，它可以促进大脑内部之间的联系，增强神经细胞的功能，特别是 REM 睡眠（浅睡眠）。与清醒状态相比，睡眠是脑功能活动的一种重新组合状态，是儿童早期发育中脑的基本活动。婴儿夜间连续睡眠时间长、夜晚睡眠效率较高者，长大过程中表现出的记忆力、语言能力、矛盾解决能力和冲动控制能力都相对较好。所以说，好的睡眠可以促进儿童脑功能的发育和脑能量储存，影响认知功能。

（二）睡得好，身体棒

生长激素在安静睡眠期（NREM 睡眠期，深睡眠期）分泌增多，可以直接或间接地促进体格的生长发育，特别是在儿童早期阶段。研究表明，人从第一次出现深睡眠开始，就出现生长激素分泌，并且分泌的数量与深睡眠时间呈正相关，在 24 小时里，70% 的生长激素是在深睡眠期分泌的。儿童睡眠时的生长速度要比清醒时快 3 倍，可见睡眠质量的好坏对儿童生长发育至关重要。

由此可见，睡眠对于幼年、童年和青春期的生理、智力、情感和社会发展都起着至关重要的作用，儿童睡眠问题会对认知及智力发展造成干扰，对语言发展、记忆和学习能力都可能产生负面影响。

但我们还是不要忘记睡眠的个体差异。有的儿童与其他儿童相比睡眠确实不多，我们遇到过很多这样的案例。某些儿童在幼儿园睡午觉，完全是做样子，装睡着，其实根本不想睡，也睡不着。这可能有两方面的原因：一是这些儿童的睡眠时间就是少，这就是差异；二是，可能有别的睡眠过程或者其他事物导致儿童不睡或者睡不着。所以，还是要根据具体情况具体分析，既要保证儿童充足的睡眠时间，又要防止大人逼着孩子睡觉而导致后来的失眠。特别是大人不能轻易地把儿童睡得少的问题，归因于"我的孩子从小时候就失眠"，从而对其成长构成不良暗示，造成其成人以后形成心因性失眠。这样的案例临床也不少见。

第二节　老

你注意过家里的老人每天的作息时间吗？他们往往睡得早，起得也比年轻人早很多。大家普遍认为"老人觉少"，但这是为什么呢？每天睡不好，看着镜子中的自己，总觉得苍老了许多，又是谁带走了你的容颜？

一、被时光偷走的睡眠

人们常常认为，大脑功能的退化都是步入老年后才发生的。但是，德国研究人员认为从 18 岁开始，人的大脑就已经开始萎缩。随着年龄的增长，大脑中调控睡眠的松果体素分泌会有所减少，这就意味着老年人的睡眠调控能力会大不如前。因此，入睡时间增加、睡眠时间减少、睡眠浅等一系列问题就会出现。

同时，当人们日渐衰老的时候，各类基础疾病就会找上门来，脑部疾病、冠心病、原发性高血压、慢性支气管炎、肺气肿、颈椎病、糖尿病、男性前列腺增生等疾病都会影响睡眠的发生、进行和质量。

老年人一生经历繁多，特别是曾经的负性经历没有得到妥善解决的时候，负性情绪会一直积压在心中无处宣泄，由此导致的老年抑郁等精神心理问题同样会造成失眠、中途醒、早醒等睡眠问题。

乍一看老年人的睡眠时间的减少似乎都是伴随生理、心理问题而来的，但也有人认为它是基于生理需要的正常现象。众所周知，未成年人需要大量的睡眠是因为生长发育的需要；而青中年的睡眠则更多的是为了体力和脑力的恢复，满足日常工作的需要。那么，处于退休状态的老年人，平时体力和脑力的消耗自然就会减少很多，更谈不上生长发育的需要，所以大可不必再睡那么长时间，这是身体的自我调控机制在发挥作用。有趣的是，也有一部分老人呈现出睡眠随着年龄增长而增多的态势，一般认为，这是一种病理性的增多，多为脑部疾病、甲状腺疾病等导致。

睡眠随着年龄的增长而减少的机制虽然尚无定论，但这个现象背后的多种因素仍然值得思考。大可不必追求"不管年龄多大，都应该睡足 8 个小时"的养生定律，强迫入睡不仅不利于良好的睡眠，反而有可能打破自然的睡眠过程，最终导致失眠的产生。

二、睡不好，催人老

战国名医文挚对齐威王说："我的养生之道是把睡眠放在头等位置，人和动物只有睡眠才生长，睡眠帮助脾胃消化食物，所以睡眠是养生的第一大补。人一个晚上不睡觉，其损失一百天也难以恢复。"长期的睡眠问题容易使神经系统超负荷运转，慢波睡眠的丢失会导致记忆力下降。除此以外，人体的各个器官的功能都会受睡眠问题的影响而普遍下降，最直观的外在表现即皮肤的衰老。中医认为，睡眠是阳气入阴的过程，而睡眠问题会大大削弱这个过程，导致阳气无法及时得到补充，阴血同样会被耗散。没有了足够的阳气固护，也没有了足够的阴血濡养，机体会更早地出现形容枯槁、齿枯发焦的衰老迹象。

第三节　病

人体作为一个有机整体，各个系统之间相互联系、相互作用。睡眠就像人体内部关键的齿轮，一旦出现问题，机体的平衡状态就会被打破，进而导致其他部分无法正常运转，最终引发各类疾病。当其他部分先出现问题时，这一平衡同样会被打破，那么睡眠自然也会被影响。

一、睡出来的病

俗话说："病从口入"，但你知道"病从睡来"吗？

在良好的睡眠状态下，人体内会出现一系列生理、生化变化，这些变化有助于恢复体力、增强免疫力，有利于战胜疾病和身体康复。但当睡眠出现问题时，不可避免地会出现诸如头晕、头痛、乏力、食欲下降等各种躯体症状；而长期的睡眠问题更会使这些症状进一步加重，继而引发各个系统的疾病。

现代人普遍面临睡眠不足的困扰，研究显示，睡眠不足与肥胖、糖尿病及其他代谢紊乱的风险增加之间存在联系。很多人会错误地认为，夜间睡眠不足可以通过白天补觉来代偿，但针对睡眠持续时间和日常变化的进一步研究表明，不遵守正常的就寝时间和清醒时间，并且每晚睡眠量不同，可能会使人更容易患上肥胖、高胆固醇、高血压、高血糖及其他代谢疾病。另外，患有睡眠呼吸暂停综合征或深度睡眠时间少的人更有可能有与痴呆相关的脑变化。这是由于脑血管没有获得足够多的氧气，脑组织有可能会发生微梗死，而深度睡眠不足则会造成脑细胞的损失。

该睡却不睡、不该睡却一个劲儿地睡，这两者都可能引发疾病。睡出来的疾病是一个缓慢发展的过程，没有吃出来的疾病进展迅速、症状强烈，因此，偶尔一次两次失眠之后无须太过于担心会对健康产生不可逆的损害，否则焦虑的情绪和疑病的心态反而会加重失眠，形成恶性循环。但不可否认的是，长期失眠还是应当被高度重视，并且是完全可以避免的。

二、被疾病剥夺的睡眠

你是否曾因疼痛辗转反侧而无法入眠？你是否曾因夜尿频繁而睡不踏实？各种疾病引发的疼痛、呼吸不畅、消化道反应、尿频、尿急、瘙痒等症状，是直接导致睡眠障碍的元凶之一，也是睡眠障碍患者最为普遍的体验。

此外，精神心理疾病也是造成睡眠问题的重要原因之一。抑郁症常常伴发早醒，焦虑症常导致入睡困难，强迫性入睡困难顾名思义是因强迫观念或行为而导致的入睡困难，精神类疾病如躁狂型精神病、药源性精神失常等也会严重地影响睡眠质量。

无论是生理性疾病还是心理性疾病，继发的睡眠问题在一定程度上是不可避免的，但解决了原发疾病，睡眠问题大多也可以迎刃而解。在日常生活中，不良的作息习惯导致的睡眠问题却是在很大程度上可以避免的。很多年轻人经常熬夜，这是一种主动地"睡眠剥夺"，长此以往也会导致睡眠紊乱。

各个系统的疾病所带来的失眠是整个医学领域都不能逃避的问题。但值得注意的是，并非所有的疾病都会导致失眠，慢性疾病及身体虚弱更非失眠的必然原因。相反，处在疾病困扰下的身体在很多时候其实更需要睡眠状态下的自我修复能力，过度劳累也是同样的。正如前面我们讲过的，睡眠是一个生理需求，而非心理需求，它是为了满足身体的需要而存在的一项活动。但是当个体带着"疾病或者过度劳累会导致失眠"的这种先入为主的错误观念进行睡眠活动时，强烈的暗示会引起对睡眠的过度担忧，从而人为地造成失眠的结果。

第四节 死

　　睡眠和死亡自古以来就像一对兄弟一样被放在一起比较，古埃及人是这样认识它们之间的关系的："睡眠是短暂的死亡，死亡是恒久的睡眠"，更有心理学家提出"深度睡眠与死亡没有什么区别"的观点。

一、令人惋惜的"过劳死"

　　过劳死，表面看是过度劳累而死，其实过度劳累的背后主要是睡眠极度不足。某权威媒体曾经报道过一个案例：1998 年安徽发生特大洪水，一位村主任日夜不休连续守大堤近 30 天，以保证村庄不被洪水冲垮。村主任在大水退去后对身边的人说了一句"我去休息了。"休息过后就再也没有醒来！人们不禁要问，这可能吗？根据睡眠剥夺理论，人被剥夺睡眠之后 9 天就应该接近疯狂了，为什么他竟然能维持 30 天？这是一个特殊的情况，因为村主任处在特殊的"应激状态"，人在特殊的应激状态下具有难以想象的力量，像村主任这种情况是完全可能达到的，但最终还是因过劳而逝。

二、睡眠问题是死神的催命符

睡眠问题可能以多种途径加速死亡。睡眠障碍与免疫系统损伤之间具有一定的联系，与心脏疾病以及脑部疾病紧密相关。在一项追溯到 1984 年的研究中，美国匹兹堡大学研究人员对 186 位老年人进行了研究。这些人大部分年龄在 60 ～ 80 岁之间，从未显示患有精神疾病和明显的睡眠障碍及显著的思维和记忆衰退；另外，之前没有人服用过助眠药物。作为研究的一部分，每个受试者都要在睡眠实验室里经历一到两个晚上的脑电波监测。在研究开始后的 4 ～ 19 年间，有 66 名志愿者死亡，他们主要死于癌症、心脏病和肺炎。其中，38% 的人在实验室中要花 30 多分钟方能入睡，51% 的人由于夜间惊醒而丧失充足的睡眠。在活着的 120 名受试者中，19% 和 31% 的人分别有上述睡眠问题。有一个不太显著的但具有统计学意义的现象是：那些快速眼动睡眠过高或过低的受试者，其死亡率也增加。

据英国《每日邮报》2014 年 11 月 26 日报道，美国亚利桑那大学的科学家经过研究发现，长期的慢性失眠可能使人丧命。他们发现持续 6 年及以上的长期慢性失眠会将死亡的可能性提高 58%。慢性失眠指的是每周 3 天以上并至少持续 3 个月的睡眠紊乱。之前的研究已表明了失眠与死亡之间的联系，但始终未曾找出其背后的运作机制。亚利桑那大学的科学家在此次研究中的发现或许可以为此提供一个解释：他们发现长期失眠会在很大程度上提高血液中炎症的发生概率，而这一病症与许多慢性疾病都有关联，如心脏病、糖尿病、痴呆症、癌症以及抑郁症等。研究人员表示，虽然结果显示了失眠与血液炎症之间的联系，但是还需要进行更多的研究找出其他失眠与死亡关联的可能途径。

芬兰一项对 2.1 万成年人进行长达 22 年跟踪随访的研究发现，睡眠少于 7 小时的男性比睡眠保持 7 ～ 8 小时的男性死亡危险率高出 26%，女性高出 21%。睡眠超过 8 小时的男性比保持睡眠 7 ～ 8 小时的男性死亡危险率高出 24%，女性高出 17%。睡眠过少或过多可能与身体存在着一些潜在的疾病有关。

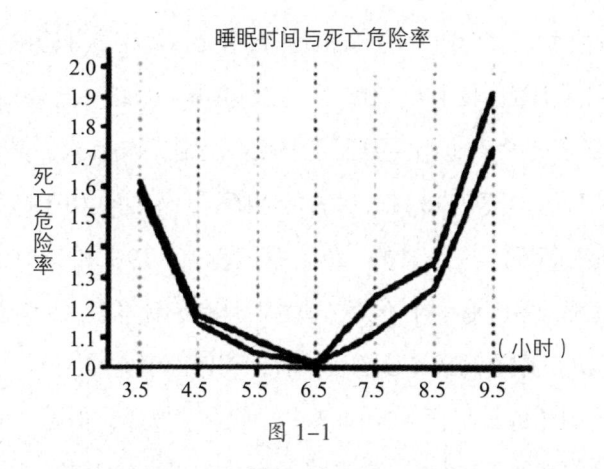

图 1–1

根据上面这张睡眠时间与死亡危险率关系图（图 1–1），睡眠时间在 6.5 小时左右，死亡危险率最低；少于 4.4 小时或高于 9.5 小时，死亡危险率会成倍增加。

关于睡眠时间与死亡危险率的关系，这 10 多年来国外有过多项大样本调查，得出的结论基本一致：成年人每天睡 7 小时死亡危险率最低。但是国内目前还没有相关的数据统计。国外这些经过大样本、长时间的调查研究而得出的结论，意义比较大，但也只是在统计学上说明的一种现象，不能直接当成科学依据。就调查的样本来讲，可能相当一部分人本身就有疾病或睡眠障碍，这会影响到最终的统计结果，其中的医学意义尚待研究。睡眠时间的长短对人的寿命会有一定影响，但并没有直接的比例关系。除了睡眠时间外，一个人的基因、身体素质等因素也与寿命的长短有很大关系。

这张睡眠时间与死亡危险率关系图有一些道理，但并不绝对，要因人而异。"有的人只需睡 6 个小时就能精力充沛，有些人则需要睡 7 ～ 8 个小时才能保持精力旺盛。"相对而言，前者的身体机能强于后者，同样的情况下，死亡危险率会更低，更长寿。

相比睡眠时间的多少，睡眠质量对人体健康更为重要。只要能快速入睡，醒来后精力旺盛，就是好的睡眠，没有必要根据这个关系图来调整自己的睡眠时间。"60 岁以上的人每天需要 5 ～ 6 小时的睡眠时间；青少年或是婴幼儿每天需要睡 10 小时以上；而成年人每天睡眠时间不短于 6 小时。"医学上认为，成年人每天的睡眠时间，低于 6 小时过短，超过 10 小时过长，两者都会对身体机能造成一定影响。

三、鼾声之下危机暗藏

在全球，每秒就有 3000 人因打鼾死亡。比起普通的失眠，鼾症更加危险，但也更不易引起人们的重视。很多人认为睡觉打呼噜是睡得香的标志，实际上，这是睡眠障碍的警告。打鼾在医学上称为睡眠呼吸暂停综合征，睡眠呼吸暂停综合征是指每晚 7 小时睡眠中，呼吸暂停（指呼吸停止达 10 秒以上）反复发作 30 次以上，是一种具有潜在危险性的疾病，其发病机理目前仍不清楚。患者常常表现为：睡觉时打鼾，鼾声大而不均匀，时而中止，然后像打雷般突然再响，时有憋醒，颈部后仰、用口呼吸；白天感到疲倦不堪，经常嗜睡，可以突然在任何地方打瞌睡甚至入睡，难以集中精力，记忆力减退，心情烦躁、抑郁，性情多变。打鼾者的气道通常比正常人狭窄，严重时气道可能会完全阻塞，发生呼吸暂停，空气不能进入肺部，会造成体内缺氧和二氧化碳潴留，因此有很多因为打鼾导致猝死的病例。根据数据显示，65 岁以上的老年人，呼吸暂停综合征患病率高达 20% ～ 40%。

近年来，人们对于睡眠呼吸暂停综合征的研究愈发透彻，发现这种疾病能够诱发多种健康问题，如冠心病、脑血管疾病、精神异常、肺心病和呼吸衰竭等一系列的并发症。由于本症可加重肺病引起的缺氧，故而极易发生夜间猝死。这种疾病如果不及时治疗，中、重度患者 5 年病死率高达 11% ～ 13%，因此，睡眠呼吸暂停综合征常被称为"夜间杀手"，它在不知不觉中夺走人的性命。老年人失眠者较多，常服用安眠药物，易加重已经存在的呼吸暂停症状。长期呼吸暂停导致的明显缺氧、睡眠结构紊乱，可加剧记忆力减退及老年痴呆症的发生。

四、从睡眠到死亡的瞬间

有些人在睡眠中不知不觉猝死，这到底是怎么回事呢？在睡眠中猝死是由多种原因导致的心脏性猝死，常见的包括急性心肌梗死、室颤、心脏骤停等。临床发现，在睡眠中发生猝死的患者多数伴有心血管疾病，例如冠心病、高血压、动脉硬化等。而在以下因素的影响下，就很容易诱发猝死。

（一）打鼾造成睡眠猝死

打鼾之所以会导致猝死，主要与心肌缺血或冠心病有关。人们在打鼾时，身体肌肉和心肌处于紧张状态，包括腹肌、膈肌等部位的紧张都容易压迫心脏，加重了心肌缺血的情况。此外，打鼾也称为呼吸暂停综合征，而呼吸暂停会直接导致心肌缺血缺氧，进而诱发猝死。

（二）急性脑血管病患者心源性猝死

急性脑血管病可引起脑缺血、缺氧和脑水肿，严重时可累及心血管调节中枢，导致冠状动脉出现紧缩、痉挛，容易发展为室颤、心脏搏动暂停等严重的心律失常，最终导致睡眠中猝死。夜间睡眠的时候迷走神经兴奋，心跳减慢，心脏输出量减少，血管扩张，尤其是内脏血管扩张，因此，血压是降低的。迷走神经支配呼吸、消化两个系统的绝大部分器官，如心脏等器官的感觉、运动以及腺体的分泌。睡眠障碍的问题可以导致迷走神经损伤，从而引起循环、消化和呼吸系统功能失调。夜间迷走神经兴奋，有抑制心跳及呼吸等作用，导致夜间心脑血管疾病加重，猝死率增加。

（三）精神因素引起猝死

重度的精神紧张、情绪激动等会增加心脏室颤的情况。人们在入睡时做噩梦，出现紧张和焦虑的情绪，这也是诱发猝死的危险因素。

（四）其他因素引起猝死

除了心源性猝死，急性中毒也会引起睡眠猝死，例如一氧化碳中毒。临床上，脑血管疾病诱发睡眠猝死的案例不多，因为脑出血主要在活动时出现，睡眠和安静状态下不易发生。如果脑出血或发生严重的脑梗死，也会直接对心血管、呼吸中枢造成影响，进而诱发严重的心律失常或睡眠猝死。因此，睡眠中猝死主要是因心脏骤停等严重的心律失常引起，发作时间迅速，加上睡眠时神经处于抑制状态，因此多数不会感觉到明显的疼痛。

（五）睡眠猝死案例

2002 年 9 月 19 日凌晨 4 时许，著名歌唱家何纪光在家中突然辞世。就在前一天他还在张家界湖南旅游节闭幕式上激情高歌，下午 4 时乘飞机回到家，晚上又与夫人一起观看了演出的录像带。19 日凌晨 1 时，他自觉嗓子不适，耳朵背后有点痛，全身出汗，吃了点消炎药后，在夫人扶持下上床休息。凌晨 3 时许，他的夫人还听到他的呼噜声，到上午 10 时左右却呼之不应 。"120" 急救医生赶到时发现他已与世长辞，推断死亡时间可能在 19 日凌晨 4 时至 5 时左右。经法医最后认定，是心肌梗死夺去了他的生命。

2012 年 11 月 18 日，早上 6 点多，航母舰载机总指挥罗阳登上辽宁舰。他上舰之后，马上投入工作。之后几天，罗阳的作息时间都是按照军队的规定安排。除了一些正常的工作之外，他还要处理舰载机和航母的协调问题，研究航母舰载机的后续工作，思考未来的预案。

第 6 天，24 日，舰载机成功试飞后，罗阳高兴地与妻子通话。

第 7 天，25 日上午，圆满完成舰载机试飞任务的辽宁舰回航。就在离舰登车后，罗阳突发心脏病。抢救 3 个多小时后，不幸于 25 日 12 时 48 分离世。

中国睡眠研究会的专家认为，著名歌唱家何纪光、航母舰载机总指挥罗阳等名人，他们的去世都和睡眠问题诱发致命疾病发作有很大关系。

五、半夜"鬼敲门"的医学解释

著名导演谢晋、小品演员高秀敏和相声大师马季都是因冠心病突发死亡，时间都是在凌晨，这是巧合吗？医学临床已证实，睡眠与心律失常、病态窦房结综合征、心绞痛发作、心力衰竭、心源性哮喘的发作有非常密切的关系。凌晨 4:00 ~ 7:00，通常称为危险"凌晨 4 时"。这一时段机体处于有梦睡眠和"睡醒周期"生理节律，交感神经兴奋性升高，心血管活动不稳定，易导致心肌缺血、缺氧而突发心绞痛、心肌梗死。同时，此时机体的基础代谢功能是一天当中最低的，血压、体温比较低，血液浓稠、流动速度缓慢，非常容易发生心脏病及缺血性脑卒中。有调查报告显示，凌晨的死亡人数大约要占到全天死亡人数的 60%。其中心血管疾病发生在凌晨的高达 70% ~ 80%，抑郁症患者的情绪低落也在早晨较为严重。

过度焦虑也是降低睡眠质量的原因。很多人在焦虑症干扰下睡眠质量降低，大脑总是处于高度兴奋的状态中，交感神经变得敏感，睡着之后也会容易醒来，凌晨三四点醒来的概率较高。对于焦虑症带来的影响需要及时调节，防止焦虑症病情严重，维持大脑功能正常。

中医理论认为，一天之内，由于昼夜的阴阳消长变化，天人相应，对疾病的发展亦有一定的影响。一般疾病，大多是白天病情较轻，夜晚较重。这是由于早晨、中午、黄昏、夜半，人体的阳气存在着生、长、收、藏的变化。中医学认为：人体病至阴阳极度失调时，若处于外界一日中的平旦（卯时）、黄昏（酉时）、日中（午时）、夜半（子夜）之阴阳变动明显之时，外界的阴阳变化就有可能加速人体阴阳的离决，从而导致死亡。半夜人体阳气衰，就怕半夜"鬼敲门"，似乎有一定道理。

六、因为失眠，TA主动离开了这个世界

一些人因为缺少睡眠而主动放弃了生命，自主选择离开了这个美好的世界。

人一旦长时间睡不着觉，就可能会有生不如死的感觉。这是因为长期的失眠加上心情的抑郁，晚上根本没有办法正常睡觉，而白天则非常困倦。一段时间下来，苦不堪言，最后患上了抑郁症，结果是恶性循环，更加无法睡觉，最恶劣的结果是可能会选择结束自己的生命。

网络上流传着不少此类恶性事件，如韩国当红女星李恩珠拍完电影《红字》之后，因为出演了暴露的床戏产生了剧烈的羞耻感而患上了失眠，2005 年 2 月 22 日不堪失眠困扰，自杀身亡。范晓萱早年以"小魔女"的形象红遍两岸三地，但在唱片销量下降、媒体八卦的情况下，精神全面崩溃，患上了严重的失眠，因失眠引发抑郁症后，更

一度试图跳楼自杀。

以上这些极端而又不幸的案例，很难说明是失眠引起了抑郁，还是抑郁导致了失眠，但实际上抑郁与失眠常常像一对孪生兄弟，互相影响。那么，究竟如何分辨是先失眠，还是先抑郁呢？

失眠患者，如果还伴有焦虑或抑郁的情绪反复持续或有加重倾向，需要去医院看精神科或心理科医生。在现实生活中，许多患者害怕到精神科或心理科就诊，怕被扣上"精神病"的帽子，这实在是一种不必要的顾虑，而由此带来的不及时就诊只会耽误病情。

许多精神障碍如抑郁症、焦虑症、强迫症、恐惧症、精神分裂症等都有可能伴随明显的睡眠紊乱，在临床上大部分表现为失眠。上述疾病如果没有得到有效的治疗，其失眠症状也往往难以控制。反过来，失眠症的有效控制，会大大减轻患者的痛苦，提高患者的治疗信心，从而也会对抑郁症或焦虑症的治疗起到积极的作用。

区别是抑郁或焦虑情绪障碍还是失眠，主要是了解患者这两个问题出现的先后次序。如果是抑郁情绪出现在前，同时伴有睡眠紊乱，一般考虑是抑郁症。抑郁症的睡眠问题有如下特点：通常早醒或睡眠时间缩短，如入睡后在凌晨 2：00 ～ 3：00 醒来，醒来后难以入睡，或者比平时醒来的时间早 2 ～ 3 个小时。如果最早出现单一的失眠症状，长期没有得到及时、合理的治疗，变成慢性失眠，也会出现情绪低落、兴趣下降等抑郁症表现，这种情况就应该考虑为失眠伴有抑郁症。

临床上，许多患者在长期失眠后可能伴焦虑和（或）抑郁症状，在治疗其焦虑和（或）抑郁症状后，失眠症状也能随之改善或消失。

第二章　睡眠与生理

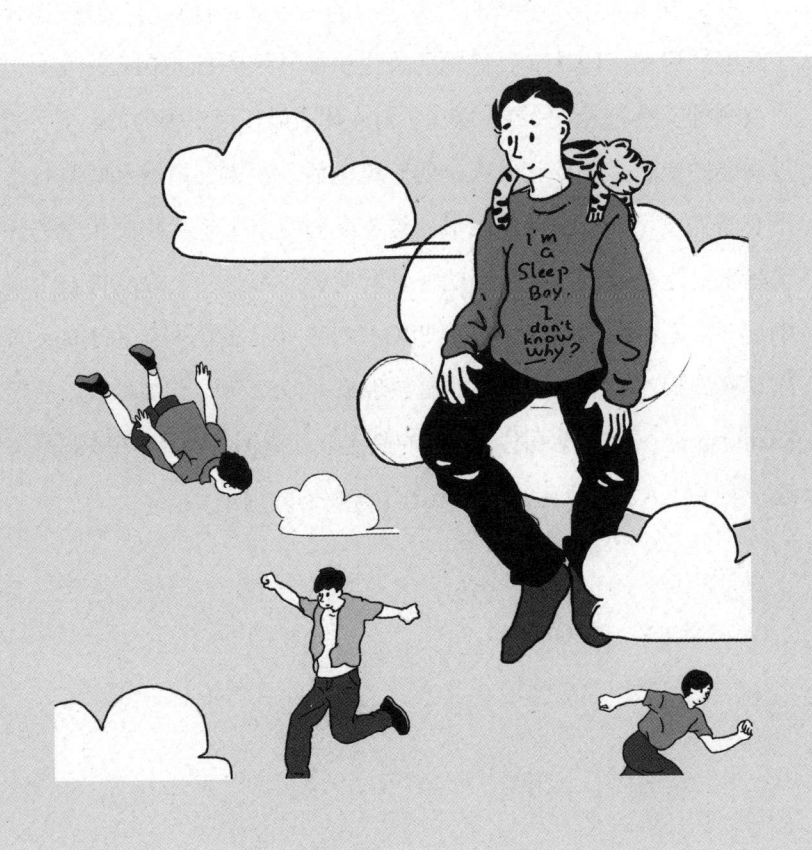

睡眠是一个古老的话题，古希腊人认为死神达纳斯是生命的终结者，而他的孪生兄弟睡神修普诺斯是掌管快乐和自在的天神，捍卫着人们的健康。在古埃及，人们认为睡眠是短暂的死亡，而死亡则是进入了恒久的睡眠。而在中国古代，人们认为睡眠时灵魂会离开肉体，在外界自由地游荡。睡眠似乎自古以来就被赋予了神秘色彩。

直到 20 世纪初，法国科学家进行的一系列动物实验为我们揭开了睡眠的奥秘。1928 年，德国的一位精神科医生 HansBerger 发明了脑波测量仪器，这个仪器可以在不对人体造成任何伤害的情况下，透过微弱的电极从头皮记录人脑的脑电波活动，人在清醒和睡眠状态下有着完全不同的脑电波图形。这一发明奠定了现代睡眠医学的评价基础。之后人们对于睡眠的发现和解析，都是基于以脑电波为基础的多导睡眠监测系统，俗称 PSG。1937 年，德国科学家 Klaue 首次观察到猫的睡眠有周期性的脑波现象。1952 年，芝加哥大学教授 Kleitman 进一步发现睡眠周期中的快速眼动周期（俗称 REM 睡眠），这一发现让人类终于走进了睡眠医学神秘的大门。

第一节　睡眠与大脑功能

一、促进脑功能的发育和发展

睡眠由快波睡眠和慢波睡眠两种状态构成的数个周期组成。脑功能的发育和发展主要与快波睡眠有关。快波睡眠占夜间睡眠时间的比例，在婴幼儿期高达50%，比成年人多出一倍，痴呆患者明显减少或者消失。这说明睡眠对脑功能的发育发展起着重要的作用。脑的发育发展依赖于活跃的神经功能，脑的某一部位的活动，还可影响到其他部位的发育发展。睡眠与儿童生长发育密切相关，婴幼儿在出生后相当长的时间内，大脑继续发育，这个过程离不开睡眠；且儿童的生长在睡眠状态下速度增快，因为睡眠期血浆生长激素可以连续数小时维持在较高水平。所以应保证儿童充足的睡眠，以保证其生长发育。

二、保存脑的能量

慢波睡眠的深睡期是脑部处于相对安静的一个时期，此时的副交感神经活动占优势，脉搏减弱，收缩压下降，呼吸深慢，基础代谢和脑代谢下降，脑血流量降低，脑部的一切核酸和蛋白的含量增加。大脑在睡眠状态下耗氧量大大减少，有利于脑细胞能量贮存。中枢神经系统是人体的最高级指挥机关，足够的睡眠过程，有利于保护大脑，提高脑力。

三、巩固记忆以保证大脑发挥最佳状态

快波睡眠和慢波睡眠的时间在正常睡眠中构成一定的比例，能保证机体以及大脑得到充分的休息和功能的恢复，其间储存的能量可以使脑功能得到保证和发展。人类在白天的学习、工作与情感交流过程，接收了大量信息，其中刺激深的、有益的信息需要在睡眠过程中重组并以记忆的方式储存，刺激小的、无用的信息也需要在睡眠过程中淡化、抑制并逐步被排除，从而保护人类的大脑。

第二节 睡着时的身体秘密

一、"瞌睡虫"的工作安排

我们身体的"瞌睡虫"大体上有两种工作状态，即我们的睡眠有两种时相——慢波睡眠和快波睡眠。我们睡时两眼快速地运动即为浅睡眠，即快速眼动睡眠（REM），包括紧张性和时相性；睡时眼球不动或仅有缓慢运动即为深睡眠，即非快速眼动睡眠（NREM）或慢波睡眠（SWS），包括 1～3 期。在一次正常睡眠周期中，深睡眠和浅睡眠是交替进行的，整夜睡眠中 NREM 与 REM 大致以 90 分钟的节律交替出现。健康年轻人的睡眠首先进入 NREM 睡眠，新生儿直接进入 REM 睡眠，发作性睡病可表现为入睡 REM 期。

我们入睡后会很快进入深睡，且逐渐加深，达到沉睡状态。这种状态无梦，可维持 60～90 分钟。经过深睡，我们返回到浅睡，进入梦境，这时除眼球出现快速活动外，还可能有梦话、笑容或笑声，或被噩梦惊醒，或翻翻身改变一下睡姿，又继续睡去，进入下一个周期。

一般一夜睡眠有 4～6 个周期，随着周期进行，深睡眠时间变短，浅睡眠时间增加，直到早晨醒来。所以正常睡眠的人一个晚上应该做好几个梦，而且是不醒的，但是我们通常只会记得快清醒前所做的梦或根本不记得有梦。做梦多的人通常是大脑活动受到干扰，出现较多的浅睡眠。正常人的浅睡眠占整个睡眠时间的20%～30%，深睡眠至少应占一半以上。一般情况下，深睡眠多出现在上半夜，后半夜则以浅睡眠为主。

▓▓ 二、怎么才算睡得好 ▓▓

每个人睡眠的时间都不一样，睡得好与不好并不是以睡眠时间的长短决定的，而是以我们是否解除困意、消除疲倦为衡量标准。睡眠的好坏，不仅取决于睡眠的量（时间的长短），更取决于睡眠的质（深度）。

（一）睡多久好呢

我们每个人一天需要睡多久？为什么有的人睡四五个小时就够了，有的人每天睡九到十个小时还是很疲惫？

睡多长时间，什么时候睡觉以及需要多少深度睡眠，因我们每个人的年龄不同而不同。比如说刚出生的婴儿，处于时睡时醒状态，平均睡眠时间为16个小时。1岁左右的婴儿若能在上午与下午小睡一次，那么夜晚就可睡得格外香甜。一旦进入小学，白天就不易出现睡意。到了青春期（14～18岁）左右，会以深睡眠居多，这是因为体内分泌了大量成长荷尔蒙所致。35岁以后，开始进入睡眠老化的阶段，深睡眠次数开始减少，尤其是65岁以上的老年人，最容易在半途清醒，而无法获得熟睡感。

必须指出的是，睡眠时间并没有一个固定的数量值，时间长点短点都是可以的。实际上，我们每个人最适宜的睡眠量应该以白天是否能保持精神为准。判断我们的睡眠是否足够，是在这一天里，能否感觉到身心舒畅，能否活力十足不感觉困倦并能集中注意力于某些事情上。如果可以，这就表示脑部与身体都已获得充分休息，这就是睡眠的质，而与量没有多大关系。研究证明，成年人的平均睡眠时间在 7～8 个小时，但是大多数成年人的夜间睡眠时间范围为 6～9 个小时。只有很少一部分人睡眠少于 5 小时还能感到精神状态不错，还有另外一些人只有睡够 10 小时以上才会感到白天有精神。因此，每个人虽然应该保证必要的睡眠时间，但又不必对睡眠时间过于苛求，提高睡眠的质量、保持正常的睡眠心态可能更加重要。

（二）睡眠质量更重要

深沉香甜的睡眠要比足够时间的睡眠更为重要。好的睡眠应该是醒后全身轻松、疲劳消失、思路清晰、精神饱满、精力充沛。需要指出的是，时间长短只是度量睡眠效果的一个指标，睡眠"质量"是另一重要指标。基因分析表明，对睡眠时间需求较少和过多（嗜睡症）常常与有关基因的变异相关。现有的文献记载和日常生活中都有人长期睡 3～5 个小时，"自然醒"不靠闹钟，白天精力充沛，工作效率不受影响，说明"充电"过程已经完成，所以也属于健康睡眠。打鼾憋气的患者虽然睡眠时间很长，但深睡眠时间很短，所以睡眠质量很差。如果成年人睡眠时间虽短，但深睡眠时间所占比例仍在 20%，那么他的睡眠质量并不低。

（三）找不到睡得深的感觉怎么办

在我们的一项调查中发现，在各种失眠或有其他睡眠问题的患者当中，有很多人会在睡眠中执着地寻找过去睡得好的感觉，尤其是当睡不好的时候。殊不知，这是一种心理愿望，实际上也是一种心理活动。睡眠是一个自然的心理生理状态，一旦在睡眠过程中加入某种心理活动，就必然会对自然睡眠过程形成干扰，从而造成入睡困难。如果患者处在放松状态中，在低阻抗状态中，不刻意寻找某种睡眠的状态，入睡反而变得非常容易了。

第三节 睡眠"加工厂"

一、睡眠觉醒CPU是怎么运转的

觉醒和睡眠是正常生命活动中必不可少的生理过程，是人类生存的必要条件。我们只有在觉醒状态下才能从事各种体力和脑力劳动。在睡眠状态下，我们的感觉功能减退、意识逐渐消失、骨骼肌松弛、肌紧张减弱，植物性功能也发生变化，如血压下降、心率减慢、呼吸变慢等。这些变化，能随着觉醒而迅速恢复，即睡眠具有可唤醒性，这是睡眠不同于麻醉或昏迷之处。好的睡眠有助于我们保持良好的觉醒状态。

我们的觉醒包括行为觉醒和脑电觉醒。前者可能与中脑黑质－纹状体多巴胺递质功能有关。后者可能与蓝斑部去甲肾上腺素递质系统功能以及脑干网状结构和皮层内部乙酰胆碱递质系统功能有关。

在行为觉醒时，我们会表现出对视觉、听觉、嗅觉、触觉等刺激出现感知性、探索性、思维性、行为性、记忆性的反应，并且普遍增强对刺激的反应。我们的全身上下处于活动状态，如肌肉的张力增高、交感系统的活动增强、副交感神经的活动减弱、基础代谢增高，反应能力增强等表现。

而脑电觉醒就比较复杂了，它是指脑电图出现特征性的去同步化快波（睁眼时以 P 波，闭眼时以 μ 波为主），以及少量的 θ 波和 δ 波，觉醒脑电图超过 50%。当我们由觉醒向睡眠过渡，或者当我们睡得越来越深的时候，可以使得我们醒过来的最小刺激强度（即唤醒阈）就越高。

睡眠与觉醒是一对矛盾统一体，可以满足我们的正常生理需要，是抑制过程在大脑皮层中逐渐扩散并到达大脑皮层下部各中枢系统的生理现象。觉醒状态的维持有赖于脑干网状结构上行激动系统的作用，此作用减弱到一定程度，可致大脑司令部进入睡眠状态。但睡眠的生物学机理仍在研究探讨之中。研究发现在哺乳动物中，控制昼夜节律的"总"生物钟位于下丘脑视交叉上核，其他的外周系统，如免疫系统、消化系统以及体温等也都有相对独立的节律性调节机制。

正常的人可维持睡眠与觉醒的平衡，如果出现睡眠觉醒紊乱，就会导致睡眠质量下降、睡眠期觉醒障碍和睡眠觉醒转换障碍等。睡眠紊乱会导致我们记忆力减退、脑功能下降，长期失眠或睡眠质量太差，都会加速脑细胞的衰退。在白天工作和学习中消耗了大量大脑神经细胞中的能量和氧，夜间足够的睡眠才能让大脑神经细胞处于休息状态，补充日间消耗的能量和氧，所以充足的睡眠能增强我们的记忆力、恢复大脑正常功能，消除疲劳。

二、"加工厂"的主要工作

我们睡着以后，睡眠"加工厂"会调整我们的血压，睡后 1 小时人体血压呈进行性下降，2 小时后血压下降最大程度可达到 30% 左右。改变心脏活动，经过 6 小时后我们的心率减慢 10%，但在快速眼动睡眠时，心脏排出血液量却有加大。现代研究中关于睡眠时心脏排出血液量的改变仍有争论。

相应的，我们的肺活动也会发生改变，在非快速眼动睡眠时，对高碳酸血的通气反应是不敏感的，肺泡通气下降，动脉二氧化碳分压上升，动脉氧分压下降。

我们的肾小管对水分重吸收增加，使尿量减少 15% 左右，钠及氯化物大量下降，伴有钾及碳酸氢盐少量下降。

在非快速眼动睡眠的第 3 及第 4 阶段机体会分泌出大量激素，虽然分泌量随年龄而减退，促肾上腺激素与皮质醇在凌晨最高，但它与快速眼动睡眠无明显关系。儿茶酚胺及催乳激素的情况也是这样。血清醛固酮及肾素呈进行性增加，在睡眠后半夜达到最高水平。也就是说，我们在凌晨到后半夜睡眠的这段时间，皮下黑色素会更快沉淀，随着年龄增长逐渐形成黑斑。这也是我们在睡眠中的一大生理变化。

三、做梦到底是怎么回事

（一）做梦就是没睡好？——实际上做梦无害反有益

我们每个人都做梦，但大多数人醒来后不久就忘记了，或者只留下些感觉。那些醒后还清晰记得梦的内容的，只能是睡眠质量不高，或者是多梦者。

经常会听到有人说："昨晚没有休息好，做了一夜的梦""我晚上梦多，简直没有睡着""做梦会影响我的睡眠质量"……于是，白天学习工作时似乎还真感到有点精神不振、精力不足，仿佛做梦真的耽误了休息。

但实际上，做梦是一种正常的生理现象，每个正常人在睡眠过程中都会做梦。正常人的睡眠过程中有 25% 左右的时间是在梦中度过的，这并不会影响到他的睡眠质量和白天的工作精力。人的大脑休息并不是绝对的静止状态，而是一个动态的生理过程，大脑细胞在轮流休息。做梦说明大脑皮层的细胞还有少量处在活跃中，它能够使人的大脑即使是在睡眠休息中也还在一定程度上保持着活动的生理功能；只有那些痴呆的人，做梦才有可能减少。梦是一个人智力能够充分发挥的地方，很多有才的人会在梦中出现智慧结晶。

梦也是促进大脑功能正常进行和发育的过程。任何人的睡眠是离不开梦的，只是有的人在梦中醒来会觉得一晚上没有睡好，实际不等于一晚上都在做梦，只是他在做梦过程中正好醒来了，让他感觉一晚上都在做梦，而这恰恰说明他睡着了。

只要我们心底深处摆脱对梦的错误理解，摆脱"做梦有害""做梦是没睡好""做梦就是睡不深"的观念，不再让这些念头刺激我们大脑皮层的兴奋点，我们就不会构建梦境和醒来的错误联系。每个人既有可能在不做梦的情况下醒来，也有可能在做梦中醒来，当我们明白了这个道理，我们的睡眠有梦和无梦、我们是在梦中醒来或者在无梦中醒来，都不会对我们构成任何影响。

国内外都有人对主诉失眠、整夜做梦或梦多的慢性失眠症进行过生理测验，应用多种生理仪进行脑电波描记和研究，客观地记录证明，这些主诉"梦多""整夜做梦"患者的睡眠周期和正常人并没有什么差别，他们伴有梦的快波睡眠期所占的比例和实际时间也并没有明显缩短或延长，"整夜做梦"和"梦多"的体验与各项睡眠参数并没有相互联系。还有人对这类患者进行心理测验，认为这类体验与性格有关系。无论从人类睡眠的普遍规律，还是从实验研究的结果看，梦感与失眠未必有必然的联系。有无梦感及梦感的程度也不能作为判断失眠与否及失眠程度的客观指征。

既然如此，人们为什么总习惯把做梦和睡眠问题扯在一起呢？其实梦是在快波睡眠期出现的一种必然的生理现象，是一种主动的生理过程，其表现形式有表象成分又带有感性性质的记忆活动和超常规的联想。而梦感则是指醒来后对梦中某些情节的回忆，或只留有曾做过梦的印象，连梦的内容大多也很难讲清楚。主诉失眠伴多梦或失眠无梦的人所说的梦应该是梦感，而梦感又与情绪因素和性格特点有关。比如，性格内向的人，多将注意力集中于自身内部的感受，睡眠较表浅易醒或易惊醒，常能回忆起生动的梦境；情绪抑郁、焦虑的人容易从梦中惊醒，因而自感梦多且睡不实。研究人员还发现，梦多与睡眠的惊醒程度密切相关。自诉平日梦多的人，睡眠中都比较易惊醒。在睡眠实验中，只要20分贝的音量便足以唤醒他们，他们的梦境回忆程度也高。临床上常常见到突然多梦的人，往往与受到七情所伤、心情不畅、睡眠不安有关。大量临床观察及实验结果都证明：失眠患者，尤其是长期失眠的患者主诉是不可靠的。许多学者对主诉失眠的患者进行研究后发现，他们的症状与他们的心理紊乱有很大关系。他们对睡眠潜伏期往往估计过高，而对实际睡眠时间又往往估计过低。实验测试时，患者对有关睡眠参数的叙述与客观记录不符，不是夸大就是缩小。

（二）梦感

许多人对睡眠知识及睡眠与梦感的关系所知甚少，不了解睡眠的周期交替变化，不知道梦在睡眠中的地位和在生理上的作用，以及梦与梦感的区别，不知道梦或梦感没有什么副作用。旧的传统观念、封建迷信思想对梦的不科学解释，使人对梦怀有恐惧感，以讹传讹，使许多人盲目陷入对梦的恐惧中，觉得自己连续几天做了同一个梦，或者做一些连续剧似的梦，是不是有什么暗示，未来是不是会发生什么不好的事情。

其实，这种旧观念是不对的。做梦并能回忆梦境并不是睡眠不深、没睡好的特征，也不能说做了梦就表示不曾睡好，更不是在暗示一些"神"的启示。正如前面谈到的，梦是一种普遍的生理现象，不管你有没有梦的回忆，或有没有梦感，你每天晚上都必定做 4～5 回梦。说整夜做梦是夸张，说没有做梦也不现实，更谈不上梦多梦少。之所以会有连续剧似的梦，一直做某一个梦，可能与近期或者是曾经发生过的、成长经历、生活事件有很大的关系，它们可能存在于我们的潜意识当中，通过梦境的形式被唤醒和翻译出来。

梦感与人的情绪状态有很大关系。许多人对情绪障碍缺乏认识，不知道情绪障碍是一种疾病，往往忽略了情绪障碍本身，而过分注重情绪障碍伴发的失眠、多梦、疼痛等症状；不知道如何调节和改善自己的情绪，反而夸大了不太客观的体验。

随着生活品质的日益提高，人们对自己的健康往往表现出过分关心，对梦感过分关注，导致梦感增强；梦感增强的结果反过来又加重对健康的担心、对失眠的恐惧，形成恶性循环。

　　同时，不同的个体对梦感不同，即使同一个体在不同的时期，功能状态不同，梦感的程度也不尽相同。所以，有的人一段时间梦感强（梦多），另一段时间则梦感弱（梦少）。

　　很多睡眠状态都是作为一种现象客观存在的，而梦作为一种普遍的生理现象也绝非多余。我们承认睡眠障碍的存在，但不能认为睡眠障碍和梦感有必然的联系。如果我们都通过心理治疗和具体的指导，采取正确的方法和态度去面对心理上的困难，并逐步地解决现实的困难和矛盾，令人痛苦的梦就会减少，对睡眠状态的感觉也能恢复正常，与此并存的许多其他症状也随之消失。总之，烦恼的心理因素没有了，由其引起的一系列反应也就消失了。

第四节　动次打次——睡眠"节拍器"

睡眠是动物界的共同生理特征之一，是长期生物进化过程中机体对自然环境反应和适应的结果，具有生物钟自身固有的昼夜节律的基本特点，表现为可逆性意识状态丧失。我们每天的睡眠时间随年龄的增长而递减，有很明显的周期性和时相性，其过程主要由我们体内固有的生物钟直接控制，但也受外界自然环境特别是光线强弱持续变化的调节。睡眠对动物的生存至关重要，剥夺睡眠对机体的影响比剥夺食物更明显，并最终导致死亡。

很多人都有这样的困惑，为什么我总能在闹钟铃响之前醒来？

科学家们研究认为，这与大脑神经细胞有以下三方面的功能非常相关：

一是大脑有记忆时间的本领；

二是大脑拥有对外界刺激的反应，尤其是对太阳和月亮出现有很强的时间判断能力；

三是生物钟的作用，在不同的时间里它有不同的信息反应，生物钟是可以调节的，到时它会提示你是什么时间。

时间生物钟受很多因素干扰。光照和疾病等原因都会影响我们的生物钟。如果把一个人放在黑暗的房子里几日或几周，此时他说出的时间就不准确了。疾病影响时间的概念主要与疾病干扰了时间生物节律有关。发热的人会加快计时，体温低时计时会变慢。Hegolany 就曾发生过这样的事情，他的夫人生病发热，他去给夫人买药，只去了20 分钟，夫人却说去了近一个小时。这就是因为夫人身体发热加快了时间生物钟的结果。他把这种现象叫作"化学起搏器"。

觉醒状态下，我们对时间的判断，通常在上午 8 ～ 10 点及下午4 点最正确。中午通常比较快，晚上比较慢。在睡眠中我们也是可以感觉时间的，为什么有的人能在闹钟铃响之前醒来呢？就是你已调整了新的生物钟时间表，在闹钟铃响之前叫醒了你。

有大量行为学研究提示，启动睡眠的生物钟每日"敲响"两次，间隔约 12 小时，通常是子夜时分和中午稍后，核心体温每日也有两个相对应的最低点，内分泌系统和消化系统也有相应的变化。午休和夜间睡眠的启动机制不同，机体表现方式也不一样。

我们常常会出现午饭后困顿之感，科学家曾经认为是午餐后较大比例的血液流向胃肠道，大脑相对缺血所致。实验观察表明不吃午饭的人照样到时犯困，这个时间段人们的工作效率低、交通事故增加，可见"午睡"并非"习惯"，而是机体需要，由机体生物钟决定。

我们在晚上 10 ～ 11 点后出现一次生物节律的低潮，此时最容易入睡，而且睡眠质量最高。在夜深人静时，可进入深睡状态，不容易唤醒，占睡眠时间的 20% ～ 25%，机体的循环、呼吸系统和植物神经系统的活动变化不规则，肌肉松弛，但脑血管扩张，脑代谢增加。当我们的血压升高和血脂高时，容易发生脑出血和脑血栓，这可能是发生心脑血管病的部分原因。如果我们出现相关症状，不要慌张，应该缓慢地起床，可减轻我们的症状。

我们的个人注意力也随昼夜节律而变化，警觉性在 4 ～ 7 点最低，上午增高，15 点下降，在 16 ～ 19 点达到最高。当我们工作任务复杂而又毫无诱惑力、刺激性或奖赏性时，我们的精神能力就要受到破坏，尤其对要求注意力集中的认知任务影响最大。缺少睡眠还会造成不稳定性、烦扰感、精力分散、对环境感觉迟钝和定向障碍等影响。

在一个睡眠周期内，通常是前半夜，慢波睡眠比例较大，而后半夜快波睡眠不断增加。正常情况下睡眠周期之间可有短暂的觉醒期，但大多情况是随即转入下一个周期直至睡眠完成。部分失眠症者两个周期之间的觉醒期明显延长，很难转入下一个睡眠周期。夜间睡眠由下丘脑视交叉上核的总生物钟启动，周期长短是内在固定的，不少人需要越过一个周期，等到 1 小时之后的下一个周期才能再入睡。同理，睡眠一旦启动，要等一个自然周期完成才苏醒，否则会有"不尽兴"之感。

第五节　不让你睡觉会怎么样：睡眠剥夺实验

一、残酷的睡眠剥夺实验

　　睡眠剥夺不是慢性失眠，慢性失眠是连续的、持久的睡眠障碍，睡眠剥夺是突然的、偶然发生的，它很好理解，就是"不让你睡"，平常睡8小时的你，仅仅只能睡6小时、4小时、1小时，甚至不睡。

　　睡眠剥夺是历史悠久的酷刑，可追溯至一世纪罗马帝国迫害基督徒时期。罗马士兵在逮捕犯人后，以水滴或毒液迫使被害者无法合眼入睡或溃烂无法闭眼，持续数十天被害者即身亡。美国中情局也经常在审讯过程中使用此酷刑。为让囚犯长时间无法入睡，中情局会用两个大灯照着囚犯，有时还会播放强烈噪音，或是不断轰炸讯问使囚犯无法睡觉，最终囚犯精神崩溃。一些研究已经证实，睡眠剥夺与高血压、糖尿病、双向情感障碍等慢性疾病相关。日本研究人员也发现完全的睡眠剥夺会对免疫系统产生深刻影响。1989年，芝加哥大学的研究人员对连续几周没睡觉之后死掉的老鼠进行观察，他们认为，老鼠的死亡可能是因为体温降低而产生的身体低温导致的，也可能是免疫系统受损而引发的。

　　在睡眠实验室，研究人员尽量阻止受检者进入睡眠达数天之久，结果受检者都诉述头昏脑涨，不能集中注意力，记忆力明显减退，情绪烦躁不安，易发脾气，表情呆滞迷惘，有时甚至沮丧、压抑，出现自杀念头。个别人还会出现幻觉，如听到别人在和他说话，看见奇怪的东西等，有时出现多疑、敏感、老是疑心别人想害自己等，和精神病十分相像。有受试者接受长时间不睡觉的试验：开始前3天一切正常；到了第4天，受试者出现了精神症状，对一些并不滑稽的事情捧腹大笑，听一些不值得悲哀的消息而莫名其妙地哭泣；到了第5天，他开始大喊大叫；到了第9天他成为一个类似精神病的患者；到201小时13分钟时，他因为无法坚持立刻进入了深睡。前睡眠剥夺的世界纪录是264小时12分钟，是1964年美国一位17岁高中生。这种称为睡眠剥夺的试验一旦结束，受检者便立刻陷入沉睡，他们会一下子进入NREM期第Ⅱ期（简单说就是无梦期），然后加深到NREM第Ⅲ、Ⅳ期。最特别的是REM出现的时间提前，时间也延长，出现的次数增加，说明REM遭到剥夺后要求补偿的趋势最为强烈，反过来说明REM（做梦期）对人是十分重要的，任何的REM剥夺都会产生REM的补偿和反弹。

二、睡眠剥夺反应和精神病很类似

Feinsilver是纽约市西奈山医学院睡眠医学中心的领导者。30多年前，Feinsilver对睡眠剥夺产生的严重后果有着直观了解。那是一个秋季，他在ICU做实习医师，连续6周每晚工作，"我记得当时在护理站有个南瓜，我产生了幻觉，觉得那个南瓜在和我说话。这是我生命中唯一一次产生幻觉"。这也是他第一次认为睡眠剥夺反应和精神病很类似。缺少睡眠会造成情绪伤害，因为睡眠会调节肾上腺素、多巴胺、血清素以及和情绪、行为密切相关的化学物质。当这些化学物质因睡眠不足被破坏，脑中化学物质的变化会导致狂躁的情绪，产生高度躁郁和抑郁。可能一下子会从狂喜和满足跌落到悲伤和愤怒，情绪落差非常大。

三、睡觉剥夺会摧毁你的意志力

　　睡眠研究者对由于各种原因被剥夺过睡眠的人进行过一些研究。不过，睡眠专家对睡眠完全被剥夺的深远影响还是了解甚少的，因为他们不能强迫实验对象完全不睡觉，这是一个关乎道德的问题。但某些监狱就会采取这种方式摧毁囚犯的意志力。不能睡觉会让人的一切变得虚无，让人感觉不再是原来的自己。在某集中营的记录里，虐囚者强迫犯人连续5天不能睡觉，一旦他们的眼皮垂下来，看守就会弄醒他们或者用脚踢他们。犯人在经历了这一切折磨后，会产生许多痛苦的症状：如打寒战，眼睛干涩到"好像有人拿着烙红的铁放在眼前"，舌头肿胀刺痛，喉咙痛苦地痉挛，等等。

　　总之，睡眠是件自然而然的事，是人最基本的生理和心理需求。健康的睡眠，对人的心身健康都有重要意义。而剥夺人的睡眠，无异于剥夺生命。

第三章　睡眠与生机

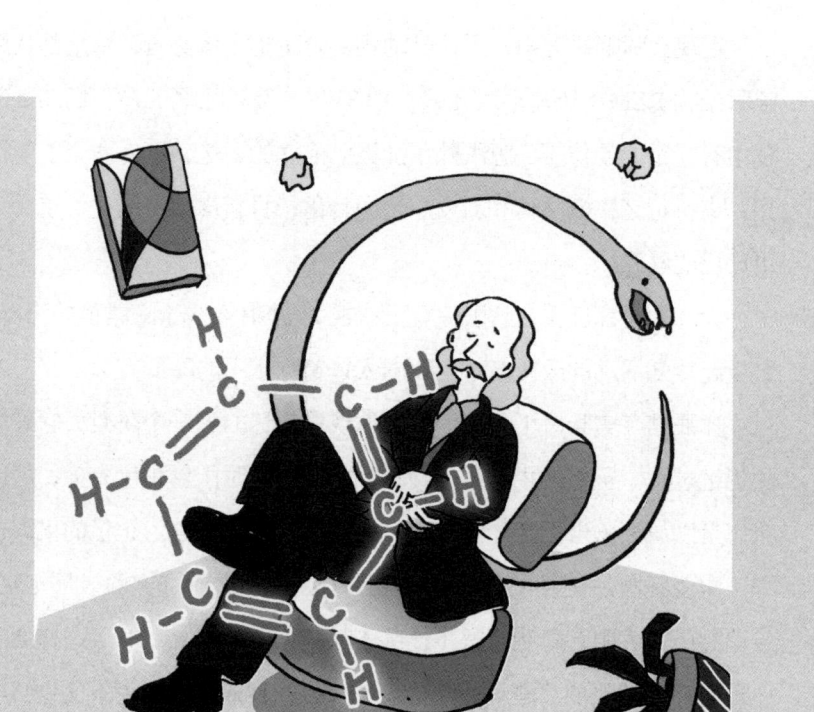

第一节 睡眠与记忆

一、睡眠让记忆更加深刻

在现代睡眠研究中，无论是动物实验还是人体实验，结果都认为睡眠结构 REM（快速动眼睡眠）和 SWS（慢波睡眠）在记忆加工过程中有着重要的作用。睡眠除了加强已建立的记忆，还有两个重要作用：支持记忆在海马体和新皮层之间转化；将新皮层中的记忆整合为更广泛的联系。

大量的研究证实，睡眠完全没有或 24 小时内少于正常值的情况，会引起认知活动的改变，这主要同人体警觉水平的降低有关。

睡眠剥夺实验对于记忆的影响体现在记忆的每一个阶段，它破坏了记忆过程。记忆的损害程度同睡眠剥夺实验时困倦程度有关，困倦状态是以清醒脑电图伴随阶段发生的微睡眠波为特点。记忆的巩固过程，也受睡眠缺失及困倦的影响。除了完全睡眠剥夺实验破坏记忆，最近的研究表明，限制睡眠（连续 4 晚，每夜睡眠 6 小时）同样会破坏记忆；从睡眠到清醒而出现的睡眠惯性（sleepinertia）不良也会对记忆能力造成影响。

二、睡眠与信息重组或许有关

德国弗赖堡大学医学院日前宣布，该院研究人员发现，睡眠可以巩固记忆，却无法提升人们解决问题时所需的创造力。有科学家猜测，这是因为人们在睡眠时的创造性思维可能会非常活跃。但最新研究表明，记忆的巩固和重组是两个独立的过程，睡眠并不会加快记忆重组，而记忆重组被认为是创造性思维的前提。

研究人员以 60 名受试者为研究对象，利用"词语联想测试"来评估他们的创造力。测试中，每人需回答 60 道问题，每道题中有 3 个词语，受试者需找到 1 个能与这 3 个词都搭配的词语。回答后，受试者会立即得知自己答对与否。

研究人员将受试者分为三组：第一组晚上接受测试，然后去睡觉；第二组晚上接受测试，但之后不许睡觉；第三组早晨接受测试，而后正常度过一天。3 组受试者均在接受联想测试 8 小时后再接受一遍测试。再次答对的问题数量及速度用于衡量记忆能力。第一次答错而第二次答对的问题数量及速度被用于评估联想和创新性思维。

结果显示，睡过觉的人在第二轮测试中记忆力最强，再次答对的问题数量和速度超过其他人，但对于之前没有答对的问题，他们的测试结果并不优于其他人。"研究清晰地表明，睡眠中信息的创造性加工并不比清醒时强。"研究人员克里斯托夫·尼森说，"晚上被剥夺睡眠的受试者甚至比其他人更快找到新的正确答案"。

尼森指出，研究结果为探究睡眠的基本功能提供了重要线索。从进化角度看，在睡眠中巩固记忆可能更为重要，而不是重组信息。

可能我们每一个人都常常有这样的体验，当心情好的时候，睡眠改善，同时那一段时间记忆功能也好，有某种耳聪目明的良好感觉；而当睡眠不好时，则情况完全相反。所以，对很多人来说，睡眠变得很重要。

信息重组不单纯指通过已有知识创造新知识的过程，对已有记忆的整合加工其实也是信息重组的过程。很多学校都在提倡"学习效率"，教育学家也指出，科学合理的作息时间有助于提升孩子成绩。单纯地打时间战，往往适得其反，虽然白天记住了很多东西，但是晚上大脑得不到充分的休息，没有足够的时间整合白天学过的知识，到第二天很容易出现大脑一片空白的情况。另外，在睡眠过程中大脑皮层一部分被抑制了，还有一部分仍在工作，将短期记忆和长期记忆进行一个整合加工，这也是信息重组的一个过程。

信息重组过程可能比较复杂。新生儿与儿童在成长过程中，白天汲取了大量来自环境、社会以及与父母、养护人交流过程中的信息，这些信息必然以记忆的方式储存在大脑当中。当处在睡眠状态的情况下，这些信息应该进行重组，各种复杂的信息之间会在重组过程中建立起新联系。当然这只是一种理论推导。因此，新生儿与儿童在成长过程中睡眠时间较长，睡眠过程中的快速动眼睡眠期正是在做梦的时候，这个梦境会形成可能也是一个信息重组过程。

三、失眠一定会影响记忆力吗

记忆力与我们的睡眠有一定关系，但失眠并不一定影响我们的记忆力。每个人由于性格不同、经历不同，对睡眠的看法也不同。有的人一旦睡不着了，他首先想到的是，睡不着可怎么办？会不会影响身体的健康？会不会影响记忆力？加之现在媒体对失眠危害的宣传，越想越怕，好像刚一失眠，这一切都会发生在自己身上，越想越紧张。有过一次这样的经历后，第二天一到晚上这种担心、恐惧的感觉就会不自觉地袭来，难以控制。这种对失眠危害夸大的观念和想法会使人产生焦虑、紧张的情绪，容易加重失眠，逐步形成恶性循环，久而久之发展成慢性失眠，对健康产生不利影响。实际上，失眠只有达到一定时间，没有及时治疗时才会对记忆力产生影响。

第二节　睡眠与激情

一、可以睡好的夫妻生活

性能力是男性身体健康与精神活力的重要体现之一。据《美国医学学会杂志》报道的一项研究发现，如果一个男子连续 7 天睡眠不到 5 小时，其雄性激素水平就会明显降低，性欲也会大大降低。这次调查从芝加哥大学校园招募了 10 名男子，他们平均 24 岁，身体健康。专家先检测了他们的睾酮水平，然后让志愿者每天固定睡 10 小时、8 小时、5 小时不等，之后抽血再次测量他们的睾酮水平。结果发现，睡眠只有 5 小时的时候，他们的睾酮水平会降低 10%～15%，尤其在下午 2 点到晚上 10 点，睾酮水平最低。研究者指出，睾酮是人体内最重要的雄性激素，睾酮的缺乏会引起性欲减退、注意力不集中、疲劳等症状，还会影响人体的肌肉力量。医学教授夏娃·肯特尔还指出，睡眠的减少会让一个年轻人的雄性激素水平老化 10～15 年。

美国爱因斯坦医学院的睡眠专家对志愿者的睡眠情况和男性夜间勃起进行了监测。结果发现，男性在浅睡眠的过程中，会有勃起现象发生，深睡眠则无。一般人整夜睡眠需要重复 4 个周期，男性也会无意识勃起 4 次。这能使阴茎得到充分休息，体内激素也得到规律调节。如果晚上熬夜或者睡眠不规律，就会影响这种睡眠规律，导致夜间和清晨无勃起，长此以往还可能造成勃起功能障碍。此前还有研究发现，睡眠不足的男性性生活次数更少，性欲也更低。研究者表示，无论男女，睡眠质量越好，性爱就越美满。对男性来讲，良好的睡眠对性能力的维持至关重要。

二、压力对性爱的影响

压力会影响睡眠质量，降低人体健康水平。近日，德国特里尔大学的一项研究，又给压力增添了一笔罪状：压力对男女性爱有多方面影响。对男性来说，压力诱发的应激激素就像"压力防护镜"，使他们在性爱中更勇猛。美国金赛性研究所的调查表明，21%的男性在压力面前性欲会提升。性行为后，机体会出现血压降低、脉搏变慢等表现，紧张、激动等状态得到改善，机体处于一种休憩的抑制状态。因此在潜意识中，人们会选择性爱来释放过大的压力。当然，长期压力过大可能导致男性勃起问题。这是因为身体在准备"战斗或撤退"时，血液会从阴茎流向心脏和肌肉。男性的睾丸激素比女性高得多，摆脱压力的负面作用时，所需时间也就更短。

但对女性而言，压力却是性欲的头号杀手。当压力影响到女性睡眠时，会出现多种不良结果。一方面，睾丸激素下降会使性欲直线降低，阴道润滑下降，高潮感明显减弱。应激激素还可能延迟排卵，如果皮质醇水平在一段时期内持续升高，还可能导致闭经。还有一些研究发现，从事高压工作的女性，月经期可能比其他人短，且更易流产。

三、在梦中也可以获得的性快感

很多进入青春期后的男生都有过梦遗的经历。有些人认为这是疾病，迫切地求医问药；有些人把它当作羞耻的性经历。梦遗是遗精的一种，指在没有性交或者自慰的情况下的射精。入睡后做梦时的遗精称为梦遗，清醒时的遗精称为滑精。梦遗时做的梦可能与性有关系，也可能与性没有关系。

梦遗分为生理性和病理性两种。生理性梦遗是指男生进入青春期后即有的梦遗现象，是男子性成熟的标志，因精液存储过多而引起的射精，一般每个月2～3次，属于正常现象，不必有心理负担。病理性梦遗是指梦遗频繁，多见于中老年或身体先天不足者，面色无华、身体疲倦、大量吸烟、饮酒无度、过食肥甘、体形虚胖或疲弱之躯，常有自慰、房事过度、色欲不遂的人，也和精神因素、体质因素、局部病变等有关。遗精次数频繁，有的入夜即遗，或清醒时精液自出，精液量少而清稀，遗精时阴茎勃起不坚，或根本不能勃起，遗精后出现精神疲惫，腰膝酸软，耳鸣头晕，身体乏力等症状。

就生理性梦遗而言，大多数人能在梦遗的过程中体会到性快感。梦遗的对象可能是自己爱慕已久的女孩，可能是某个女明星，也可能和某些影视作品画面有关。还有一些与性无关的梦境，如找厕所、跳绳等。有过性生活的人会觉得在梦遗过程中遗精比实际要快，这大概也和梦境中由于皮层广泛抑制自控能力下降有关。

女性也会有类似的经历，会在睡梦中自感与男子性交，称为梦交。或是源于对异性有心理上的好感，或是恋爱初期对性生活的幻想，或是对丈夫的思念，适当频率的梦交也是女性在生理和心理上性成熟的表现。

当梦遗过于频繁时需要引起注意。导致梦遗频繁主要是人的生理或心理因素所至。包皮过长、前列腺炎、尿道炎等生理问题往往会导致频繁的梦遗。心理因素如长期、过度的性幻想，会使大脑中的性中枢长期过度紧张，控制系统会渐渐疲劳，控制力下降，导致一有性欲和性冲动就会外遗。一旦强制压抑，即使白天不滑精，晚上也很可能在睡梦中外遗。为了克服和消除频繁的梦遗，我们应积极进行心理调节与治疗。

首先，青少年应多了解科学的性知识。这些知识包括性生理知识和性心理知识，对一些宗教知识和传统文化知识应当有科学的鉴别能力。

其次，学会转移注意力。如积极参加健康的体育与文艺活动，丰富业余生活。

再次，建立规律的生活。上床时不要看黄色小说、图片或视频，避免性刺激，克服性幻想，不要抚摩下身；睡觉时内裤应宽松；早晨按时起床，不赖床；等等。

最后，克服恐惧和内疚感。梦遗后，许多青少年会因自责而拼命压抑自己的欲望，以为这样可以减少或消除梦遗。其实这种做法往往适得其反。因为虽然白天过度压抑自己的性欲望，将自己的欲望压抑在内心深处，但在晚间睡梦中，被压抑的性欲望会自然流露，导致梦遗。所以，即使发生梦遗，对于青少年来说也是正常的，不用有太大的心理压力。当我们积极了解了性健康知识，认识到梦遗是一种生理现象以后，我们的心理压力就会减轻，心态也会逐渐平衡，逐渐自我放松，克服、消除恐惧和内疚感，以轻松的心理去应对梦遗。为避免过度的梦遗，我们可以适当而有规律地自慰，如一周一次，这也不失为一种解决过度梦遗的有效方法。

四、好的睡眠让生活充满希望

睡眠可以从生理和心理两个层面影响我们对生活的态度。

我有一个朋友经常熬夜，每次想约她外出游玩的时候，她都一口答应，到第二天却又打电话过来说："昨天晚上没有睡好，现在头疼得很，要补个觉，你们不用等我了。"她就属于被不好的睡眠影响了生理功能的那一种，经常会出现精神不振、头晕头疼。长时间睡眠不佳的人还会产生注意力不集中、记忆力减退等问题。

睡眠障碍还会影响我们的心理状态。很多人因为长时间休息不好导致抑郁或是焦虑，进而兴趣减退，整日闷闷不乐，做什么都提不起兴致，对于人际交往也疲于应付。这样的状态也会进一步影响睡眠，睡眠再一次影响情绪，进而形成恶性循环。

养成良好的睡眠习惯可以让我们对生活充满希望，更有精力和兴致培养兴趣、探索生活、感受生活的乐趣。

第三节　睡眠与灵感

一、梦里出现的苯环结构

苯是一种重要的有机化学原料，苯的分子中含有 6 个碳原子和 6 个氢原子，碳的化合价是四价，氢的化合价是一价，那么，1 个碳原子就要和 4 个氢原子化合，6 个碳原子应该和 12 个氢原子化合（因为碳原子和碳原子之间还要化合）。而苯是怎么将 6 个碳原子和 6 个氢原子化合的呢？化学家们百思不得其解。

凯库勒也着手探索这一难题。他的脑子里始终充满着苯的 6 个碳原子和 6 个氢原子，经常每天只睡三四个小时，一干起来就不记得歇息。他在黑板上、地板上、笔记本上、墙壁上画着各种各样的化学结构式，设想过几十种可能的排法，但是都经不起推敲，被自己否定了。

一天晚上，凯库勒坐马车回家。也许是由于近日来用脑过度，他在摇摇晃晃的马车上睡着了。在半梦半醒之间，凯库勒发现碳原子和氢原子在眼前飞动，变幻着各种各样的花样。忽然，碳原子链变成了一条白蛇，这条蛇扭动着、摇摆着，最后咬住了自己的尾巴，变成了一个环。"先生，您到家了！"马车夫大声叫醒了睡梦中的凯库勒。清醒过来的凯库勒马上想起苯的结构，它一定是像白蛇那样头尾相接，构成环状结构的。凯库勒立即奔向书房，迫不及待地抓起笔在纸上画了起来。一个首尾相接的环状分子结构出现了。经过进一步论证，凯库勒第一个提出了苯的环状结构式，解决了有机化学上长期悬而未决的一个难题。

电影《盗梦空间》里曾提到，在梦境中我们的思维会更加灵活。白天反反复复思考的问题在睡梦中得到了解答。因此我们不必过于担心躺到床上后思维仍十分活跃，这也是大脑在整合我们这一天信息的过程，不要因此担心睡眠问题，也许这是生活正要告诉我们难题的答案。

二、美好旋律入梦来

莫扎特出生于神圣罗马帝国时期的萨尔兹堡，是欧洲古典主义音乐作曲家，一生作曲 600 余首，给世人留下了宝贵的财富。这位音乐天才有一个奇怪的习惯，他每晚睡觉总要戴上眼镜。有人问他："你为什么临睡还要戴眼镜呢？"他回答说，"我常在梦中想起一些乐曲的旋律，如果不戴眼镜，就什么音符都看不清，醒来自然就忘得一干二净了。"

莫扎特幽默风趣的回答也帮我们印证了一件事，睡眠过程中大脑并不是完全在休息，大多数人都有过做梦的经历，也有很多人有过在睡梦中获取灵感、解出难题的经历。因此睡眠不仅可以让我们得到休息，还可以是另一种激发灵感的方式。

三、梦里完成的元素周期表

俄国科学家门捷列夫发明化学元素周期表时曾告诉同事，他熬了几个通宵不知道将元素如何排列，直到累得昏睡过去，却在梦中看见一张表格，表格上各个元素各就其位。就是这张睡梦中的表格，促成了最终被国际化学界公认为标准著作的《化学原理》的诞生。

我们的大脑在睡眠时，并不是"静止"的。不像电脑关机后，一切都停止了，大脑在睡眠状态时，其实还是在运转的。威斯康星大学睡眠医学教授朱利奥·托诺尼认为：睡眠的首要功能，就是解开那些在白天新形成的不必要的连接，同时巩固那些连接网中形成的有意义的成果。这里的连接指的就是大脑神经元之间的突触连接，突触控制大脑细胞信息的交流与传递，包括记忆的加工和处理。打个比方，整个大脑神经网络就像互联网，神经元细胞就像这个互联网上的一台台电脑，电脑与电脑之间的连接就是突触。睡眠中，大脑会对其中的一些连接加强，对另一些多余的连接弱化。换句话说，大脑会整合加工新旧记忆，同时会消除一些过时的记忆，减少或者屏蔽无用信息。所以就会出现清醒时思考了半天没有答案，一觉醒来豁然开朗。这样看来，睡眠不仅不是多余的，还作用巨大。

第四节　睡眠与活力

一、良好的睡眠有利于体力的恢复

河北衡水中学每年有上百人考入清华北大，一本上线率更是超过90%。不浪费每一分钟的衡水中学，对于学生们的睡眠时间却安排得十分合理。学生们每晚有七个半小时左右的睡眠时间，再加上中午一个小时的休息时间，充分保证了学生拥有足够的睡眠。良好的睡眠让衡中学子紧张学习了一天的大脑得到充分的放松，次日得以精神满满地听课，提高了课堂的效率。

二、不良的睡眠使人感到疲劳

睡眠不足的人在白天会出现头晕、视物模糊、精神恍惚等症状，无法完成正常的学习工作。由于缺乏睡眠，美国年均10万起车祸，造成4万人受伤、1500人死亡。无论是认知功能、创造力、生产力还是记忆力，都会在睡眠状态不良时受损，这就是为什么睡眠是如此重要的一项投资。

三、适当运动有助于睡眠

如果把睡眠比作给身体充电，那么白天的活动则是耗电的过程。对于慢性失眠患者来说，适当的运动相当于增加"耗电"量，也让身体有更大的"充电"容积。

运动是让氨基酸中的色氨酸进入大脑的最好方式。不运动，这个过程可能不会进展得这么顺利。色氨酸是帮助睡眠的好东西，在大脑中代谢后，一部分摄入的色氨酸会变为褪黑素。而褪黑素是控制昼夜节律的主要激素，会影响睡眠和清醒的状态。当环境变黑时，褪黑素程度升高，白天褪黑素降低。夜间褪黑素变高是非常好的，它不仅关系到睡眠质量，而且它是一种抗氧化剂，能让身体更健康。有着适量的色氨酸水平，天一黑褪黑素水平也会变得很好，睡眠周期也会正常和健康。

研究人员对绝经后的女性进行研究，发现她们普遍睡眠质量不好。随着年龄增长，褪黑素也在减少，她们逐渐出现了睡眠问题。这个研究的结果适用于任何人群，尤其是睡眠不好的人。

这些女性被分为两组，一组做 45 分钟的有氧训练，每周三次，一共十周。另一组不做训练。睡眠质量通过问卷来统计，她们的褪黑激素也会进行测量和记录。为了确保她们的训练热情和参与频率，进行有氧训练组的女性会进行集体训练。

结果表明，比起没运动的女性，那些进行有氧运动的女性睡眠质量更好。进行有氧运动的女性褪黑素水平十周后增加了四倍，而没运动的那组褪黑素水平减少了一半。对于睡眠不好的人，每周运动三次，保持运动中等强度会有助于睡眠质量增加，长期来看，也会增进整体身体健康。

第五节　良好的睡眠是成功之父

古往今来，常常有成功者不需要很多的睡眠时间而得以成功的例子。

NBA 篮坛巨星科比·布莱恩特曾经统领了一个时代。记者问他，你为什么能如此成功呢？科比反问道："你知道洛杉矶凌晨四点钟是什么样子吗？"除了科比，还有很多名人精力充沛，但睡眠很少的例子。比如 Marissa Mayer 是 Yahoo 的 CEO，她在 Google 的努力工作是有目共睹的，据英国《卫报》报道，她一天只睡 4～6 个小时。Jack Dorsey 是 Twitter 的创始人和 Square 的 CEO，在创建这两个高科技企业开始的阶段，他没有太多的休息时间。2011 年 Jack Dorsey 告诉媒体，他每天在 Twitter 上花费 8～10 个小时，在 Square 上花费 8～10 个小时。这让他每天睡眠时间只剩下 4～6 个小时，这还要算上路上花费的时间。Dominic Orr 是 Aruba 网络公司 CEO 兼总裁，据《华尔街日报》报道，Orr 平均每天只睡 4 个小时，他已经养成了日出前起床、月高后休息的习惯。

网上的这些资料，虽然未必十分可靠，但确实有一些成功者睡得不一定多，但是精力却很充沛。同时，有一点可以肯定，这些成功而又睡眠少的人，其睡眠质量一定非常好。因此，牺牲睡眠时间，保证睡眠质量和高效率睡眠，恰恰是人们应当关注的。每个人需要睡多长时间不能一概而论，有的人睡 6 个小时或 9 个小时才能精神饱满，这可能是无法改变的。强行效仿"8 小时睡眠"，或强制自己睡不着也躺在床上，这并不合理。每个人都有自己的睡眠方式，决定正常睡眠的既有先天的基因因素，也有后天社会习惯的养成，但失眠却大部分源自后天因素。正确的做法是：清晰地了解自己的睡眠时间，从起床到睡眠的每一分钟时间都紧凑地安排好要做的事，并做到长期坚持。

现代睡眠研究成果显示，成年人每天平均睡眠时间达到 8.16 ～ 8.17 个小时才能使身体恢复最佳状态。但在现实生活中，会有很多迫不得已的情况。因此，在快节奏、少睡眠的情况下，让深度睡眠的时间和品质得到最大程度的优化，才是保证精力充沛、赢得事业与生活双丰收的关键。

"比你优秀的人，比你还努力。"不少人想通过压缩睡眠时间，增加学习工作时间，让自己变得更优秀。结果不但没有让自己脱颖而出，反而整天萎靡不振，效率更低。

需要提醒读者的是，一般人绝不要去简单模仿上述名人的睡眠习惯与睡眠时间。因为一个人的成功并不取决于他睡多少，如果一味地效仿，可能会适得其反，除了有可能损害自己的健康以外，还有可能使自己的事业与人生目标走向另一个极端。

第六节　睡眠与智力

日本久留米大学松石丰次郎教授等研究人员对大约 400 名婴幼儿进行了发育与睡眠关系的长期跟踪调查，调查内容包括婴幼儿的就寝时间，以及他们在出生 18 个月后手脚和视线的活动情况、语言表达和认知能力等。结果发现，习惯于 22 点以后就寝的婴幼儿的发育较其他婴幼儿迟缓，平均晚睡 1 小时，其存在发育问题的风险增加大约 3 倍。下丘脑分泌的生长激素主要是在夜间 10 时至凌晨 1 时分泌，在儿童熟睡后 60 ～ 90 分钟，分泌明显增加。孩子长期迟睡，必然影响生长激素的正常分泌，对身体发育不利。

湖南省长沙市第一医院儿科中心主任王香云等人通过对长沙市学龄儿童睡眠不足对智力结构的影响进行研究，发现睡眠不足可能对学龄儿童智商发育造成一定的负面影响。睡眠不足的学生尽管总智商、言语智商和操作智商均在正常范围内，但评价得分低于正常睡眠组，智力结构的各项分测验得分也低于对照组。除知觉组织因子外，其余各项的差异均有统计学意义。不同程度的睡眠时间减少，对智力结构的影响不同，轻度睡眠不足对智力结构的影响不大，但中、重度睡眠不足对智力结构的不同成分造成不同程度的影响，对言语理解和记忆 / 注意的影响较大。睡眠不足的学生背数和译码得分最低。译码主要考查学生的抄写速度、精确性、短时记忆、视觉力、一般学习能力和抗分心能力；背数主要考查学生短时听觉记忆力及注意力。存储和吸收知识的能力是反映学习能力的重要指标。这二项得分低，提示睡眠不足的学生言语理解能力、注意集中力、认知灵活性、短时记忆力及对外来信息的整合速度、手眼协调能力和心理运作速度及准确度均降低。在智力测试中还发现，中、重度睡眠不足的学生注意力难以集中，理解能力较差，易出错，这也会影响学生的学习、记忆和判断功能。在智商因子分析中发现，中度睡眠不足会影响记忆/注意因子，重度睡眠不足对言语理解因子和记忆注意因子的影响更大。

第七节 睡眠与幸福感

　　哈佛大学有一门公开课，即哈佛大学幸福课。其中第十八讲专门讲睡眠与幸福感之间的关系。我把这一讲的内容摘录如下，相信对我们理解睡眠与幸福的关系是非常有益的。

　　很多人认为幸福感来源于睡眠时间是否充足，但是时间真的就这么重要吗？其实重要的应该是睡眠质量，我们在醒后获得的满足感更重要。在爱迪生发明电灯泡之前，人们每天平均睡10个小时，大多是在夜里睡觉，但有时也在白天睡觉。现今每人在工作日平均有6.9个小时睡眠时间，周末则是7.5个小时，这是全国的平均数据。18～29岁的人中大约有四分之一的人有8个小时的睡眠时间，有些人需要7个小时，有些人需要9个小时，平均需要睡眠时间是8个小时。其中75%的人认为自己没有得到足够的睡眠。实际上我们的睡眠时间都在这个数上下波动，很少有人需要很少的睡眠，也很少有人真的需要很多的睡眠。

　　如果我们的睡眠时间不充足、质量低下，大概率会超出我们的基准体重。睡眠和体重实际上是相关的，不只是相关，还是因果关系，睡眠障碍会导致体重增加。如果尝试节食，我们又在和自己的天性做斗争，不仅会导致情绪低落还会对身体健康产生不好的影响，其实仅仅是充足的睡眠时间就能有效地改善我们的体重，让我们的心情更加舒畅。睡眠对我们的精神状态也有很大的影响，如我们经常说"这几天没睡好，黑眼圈都出来了"，即使遮住了黑眼圈，还有因缺少睡眠而导致的一身倦态。因此，睡个舒坦的美容觉也是有道理的。

我们经常能在婴儿身上学到很多关于自己的东西，为什么？因为婴儿不压抑情绪。当婴儿没有得到充足的睡眠会怎样？他们会变得暴躁，会哭，会很痛苦，会很焦虑。同样，如果我们没有得到充足的睡眠，我们的情绪导火线就变短了，那时候就更容易大发脾气，我们就会感到焦虑，生理水平上变得不健康，当然心理上也不健康，更不要提什么幸福感了。

睡眠对抑郁的影响更大，原因有二。一是缺乏睡眠容易导致抑郁，正如婴儿累了的时候变得暴躁，我们在累了的时候也会暴躁，这只是纯生理层面上对睡眠的需要。二是晚上大脑需要帮助我们处理很多事情。比如当我们带着一个数学问题入睡，可能会在早上醒来时得到解答。比如梦，通常前半夜做的梦都是比较不愉快的梦，在后半夜做的梦更容易是愉快的梦，这是因为前半夜是我们解决问题的时候，这些问题有些是有意识的，有些则是没有意识的。我们解决了一些问题之后，梦就变得更为愉快了。但这并不意味着我们在睡眠后期就不会做噩梦，只是在睡眠初期做噩梦的可能性更高。如果强制缩短睡眠时间，就会减少我们解决问题的时间，日复一日，会积攒许多悬而未决的问题，特别是当它们被压抑或抑制的时候，更有可能导致我们变得抑郁。所以为了生理睡眠我们需要睡个好觉，同样为了心理睡眠我们也需要睡个好觉。

第四章　睡眠与心理

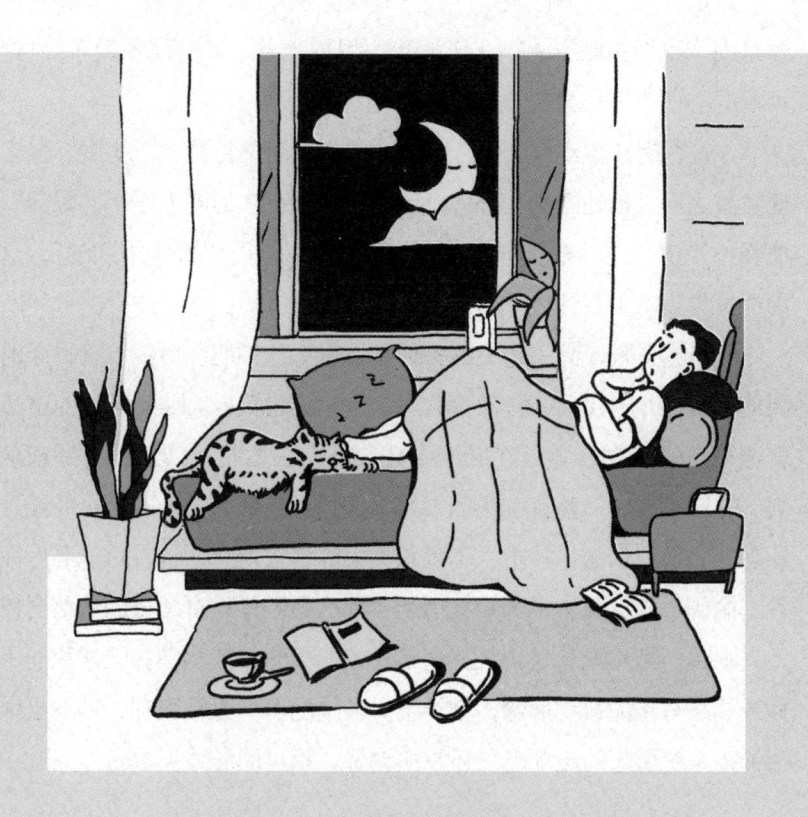

第一节　睡眠疾病的心理机制

一、睡眠悖论

你是否有"预期性焦虑"？一到晚上睡觉时，就担心、发愁甚至预感到今晚要失眠了；一上床躺着心里就想着"又要睡不着了"。这种情况心理学上称为"预期性焦虑"。

你是否有"主观性失眠"？有一些人尽管坚持称自己失眠，但当他睡着之后，把他搬到另外一个床铺上，甚至在他脸上画了"眼圈"，他都不知道。这时把他推醒后，他却坚持说自己"根本未入睡"，这种情况称为"主观性失眠"。

悲伤也失眠，高兴也失眠？你是否也有这样的经历：不管白天遇到的是高兴的还是不高兴的事，只要一躺到床上，白天遇到的事情就像播电影一样，总是在脑海中浮现，无法摆脱，以至让人翻来覆去、辗转不安、一整夜都不能很好地入睡。我们在白天既有可能经历惊恐、悲伤、烦恼、挫折、不满和失落等消极情绪，也有可能经历高兴、愉快、满足和幸福等积极情绪，那么是不是只有消极的情绪会使人失眠呢？其实无论是消极的还是积极的情绪，只要是白天累积的压抑或是兴奋未能得到解除，精神上对情绪的影响比较强烈，抑或是中枢神经系统引起的生理变化还没协调好，都可能导致失眠。

（一）突如其来的不眠夜

你体验过急性失眠吗？比如在轮班、倒时差、出差之后，或者是经历了一些家庭或工作上的不愉快，这些不良事件以及负面情绪导致你该休息的时候却睡不着了，这就产生了一过性失眠。这种短暂的失眠很快就能好转，并且在长时间内睡眠都可能不再受影响，但是这种失眠的体验却会留在你的记忆之中。

这样的失眠会再次发生吗？倘若很长一段时间之后，发生了其他的负面生活事件，又刺激诱发了失眠，这种情况会怎样呢？在一般情况下，日常应激刺激和不良生活事件对睡眠的影响其实很小，即使再有急性失眠仍属正常现象。但是如果有多次不良经历和情绪的体验，就可能会产生一些对睡眠的不合理认知或者行为。一些人会因为这些失眠带来的不良体验而对睡眠过度关注，并随着时间的进展加重对失眠的恐惧，慢慢地在各种因素包括外界不良暗示、周围亲属的过度关注和自我过度关注、社会不良生活工作事件等的不断刺激下，急性失眠可能会转变为慢性失眠（见图4-1）。

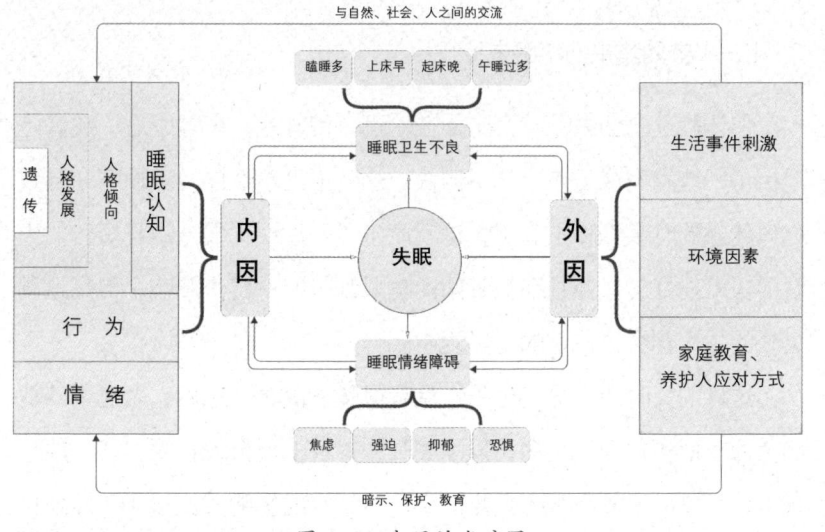

图 4-1　失眠的发病图

（二）当失眠成为习惯

人们往往将失眠归咎于睡眠环境、作息规律的改变或者不良生活事件带来的影响等，然而人们可能不知道，其自身的认知以及性格特征等内在因素在这过程中占着举足轻重的地位。

1. 你对睡眠的认识合理吗？

（1）你对睡眠时间的认知合理吗？你认为每天必须睡够 8 个小时才能保证次日的学习和工作吗？

（2）你对睡眠由谁控制的认知合理吗？你认为睡眠是受自己控制的，通过努力就能使自己快速睡着吗？

（3）你对睡眠是否受梦或受现实事件的影响认知合理吗？你觉得饮酒或者其他行为会有助于睡眠吗？你是否觉得晚上做梦就一定没有

睡好？你认为晚上睡不好一定会影响第二天正常的活动吗？

（4）你对睡眠与药物和身体关系的认知合理吗？你可曾认为安眠药有毒副作用而拒绝服用安眠药？你是否一直寄希望于只要睡得好，其他躯体症状都会变好？

（5）你对睡眠影响因素的认知合理吗？你是否认为睡眠改变与生活事件、不良情绪、睡眠环境或者行为规律的改变有必然的联系？

如果我们对睡眠的时间、状态、速度、感觉等产生过高期望，这一系列不合理认知只会导致对睡眠的过度关注，增加睡眠的负担，进而加重预期性焦虑，打乱正常的睡眠过程从而导致失眠。

2. 你对失眠归因方式和应对方法正确吗？

失眠都是因为客观原因？失眠都是因为外界环境、不良生活事件、自身躯体疾患等？白天的身体不适、情绪问题、日间功能下降等都是失眠造成的？

相较于客观因素，在导致失眠的因素中，我们对失眠的认知与归因、心理防御机制等更显重要。慢性失眠患者往往会采取不成熟型防御机制和中间型防御机制，如：退缩、幻想、投射、躯体化、分裂、压抑、隔离、反作用。

慢性失眠患者饱尝失眠带来的痛苦和挫败感，加上对睡眠的不正确的认知，导致寄所有的希望于医生、药物或某种治疗方式等外部因素，常常忽略个人在失眠的发生、发展及治疗过程中的作用。

3. 你知道什么是无意义的睡眠吗？

你是否曾为了保证充足的睡眠时间，即使没有睡意也要提前休息？你是否在早晨醒了之后还会强迫自己再次入睡？这些强制性的睡眠往往适得其反，非但不能提高睡眠质量和效率，反而增加了无效的卧床时间，加重了不良睡眠的恶性循环。

4.你知道失眠不是睡眠问题本身，而是恶性循环造成的吗？你想打破恶性循环吗？

失眠患者对睡眠过度关注并期待理想的睡眠状态和睡眠时间，因此在睡前往往有焦虑情绪和对失眠的恐惧，这些负性情绪反而会干扰正常的睡眠心理、生理过程，引起睡眠唤醒的增加。越是担心就越睡不着，越睡不着就越担心，同时这些内化的心理冲突容易导致情绪唤醒、睡眠期间生理活动加强，而失眠正是随着负性情绪的唤醒和生理警醒度的提高而发生。失眠造成的不良情绪体验又再次加重对失眠的不合理认知和负性情绪，导致负性情绪——失眠——不合理认知——负性情绪的恶性循环。

5.你知道人格特征决定睡眠状态吗？

什么样性格的人更容易失眠呢？人格因素又是怎么发挥作用的呢？内倾、不稳定型人格的人更容易失眠，他们多有易紧张、敏感多疑、谨小慎微这些人格特点，这些人格因素隐藏在不合理认知和行为及症状表现的表象之下发挥潜在影响，让失眠者对睡眠过度关注。失眠者往往在睡前有不愉快的侵入性思维和过度及不可控制的担心，也更关注于失眠的体验和失眠带来的负性情绪及对躯体的不利影响。

人格特质中的认知、情绪和行为在失眠的发病过程中发挥重要的作用，其中尤以人格倾向和认知因素最为重要。它们与情绪和行为之间相互作用、相互影响，在一定的成长环境下形成易感人格因子，又在对睡眠和失眠的不合理认知这样一个大的背景之下，偶然的刺激导致首次失眠，形成短期失眠体验。随着时间的推进，在外界的不断刺激（外因）和人格、认知以及非功能性睡眠行为和负性情绪等（内因）共同的作用下，急性失眠渐渐转变为慢性失眠。

　　了解失眠的发病机制对于临床治疗十分关键，如果能理清机制，治疗自当效如桴鼓。失眠的心理、生理、病理变化的发病机制是我们根据既往研究和总结临床经验疗效而得出的理论，目前仍在不断研究中，新的理论和假说仍在补充完善。

二、夜半磨牙有缘由

　　你在睡眠时有无意识的磨牙吗？半夜磨牙就是体内有寄生虫吗？还是其他因素引起的肠胃功能紊乱？儿童营养缺乏、血糖血钙浓度改变、内分泌紊乱、变态反应等也都可能成为磨牙症的发病原因；而诸如尿酸增多症、甲亢、过敏、膀胱应激症等也可能与磨牙症有关。还有学者认为，磨牙与梦游、遗尿一样是一种不自主的下意识动作，属于睡眠中大脑部分被唤醒的症状，可能由于内部或外部的心理或生理的睡眠干扰刺激引起。

1. 引起磨牙的心理因素

　　口腔是人体首先兴奋的源点，是与外界心身交流的渠道，具有表示紧张等情绪的功能。人的惧怕、愤怒、敌对、快乐等情绪，如果因某些原因被抑制无法表达，就可能通过磨牙的方式来缓解内心的焦虑不安，而且此类的心理因素往往在磨牙发病原因中占据首要位置。北京医科大学口腔系的临床医生曾对 80 位磨牙症患者及 80 位正常人做了研究，结果表明：性格内向、压抑，特别是情绪不稳定、易紧张等个性可能是磨牙症发病的重要因素。从精神角度分析，磨牙代表着一种受挫和不满意的心理状况，尤其是人处在生气、焦虑、愤恨、悲伤的情绪中和受虐待时。

2. 磨牙有什么危害?

夜间磨牙虽然暂时不会感到有什么痛苦,但是长期下去,可能引起牙齿牙颌面和邻面的严重磨损,顽固性磨牙症会导致牙周组织破坏、牙齿松动或移位、牙龈退缩、齿槽骨丧失等一系列症状。另外,磨牙也会影响他人睡眠。

3. 半夜磨牙需要治吗?

较轻的磨牙可暂不做处理,注意休息即可。治疗时需要注意些什么呢? 治疗除了与磨牙症发病有关的身体疾病外,还需要养成良好的生活习惯,比如白天避免过度兴奋,睡前保持精神放松,不看刺激性文字、图像,甚至不妨学习一些放松的方法,例如散步、听轻音乐……另外,积极调整自身的心态也必不可少,在心理上接受和认同自己及他人的不完美。精神上的放松休息不仅可能防止夜间磨牙,而且可以获得更好的睡眠,有益身心健康。

三、熟睡时为何喋喋不休

你是否常说梦话,但是醒来后却毫无印象? 别担心,并不是你一个人如此。说梦话是睡眠中一个很常见的现象,平均每 10 个人中就有 7 个人睡觉时会说梦话。

说梦话,又称梦呓,是指睡眠中无意识说话的现象。既然是无意识,那就意味着一个人在清醒之后完全记不得自己说过些什么。梦呓的具体形式包含但不限于说话、唱歌、哭笑,有时梦话还是连贯的言语或是成段的述说;个别人说梦话时还能与人对答;有的人说梦话发音并不清晰,或仅是不成文的只言片语。

案例：

迪翁·麦克格雷戈就是一位因梦话而出名的人。他是一名美国作曲家，为很多明星写过歌，但让他声名大噪的却是他的梦话录音。他的室友把他的 500 条梦话录下来，做成了专辑。与许多人说梦话最多说几个不连贯的词不同的是，迪翁的梦话通常多达 100 个词，这些词通常在描绘梦境，比如乘坐热气球上月球的奇遇或者用有毒的松饼玩轮盘的故事，他说的这些梦话都拥有基本的叙事元素。

成年人梦呓，主要是与睡眠习惯和心理压力有关，此外亦有性格特点倾向，带有人格、个性上的特征。如同上述作曲家，白天工作思想压力较大，夜晚则表现为梦呓。当一个人思维方面负荷较高或者过于焦虑、烦躁等，白天的自我压抑在睡眠中得到充分的表达时，梦呓就成了一个发泄的出口——同一个人在常说梦话的时期和不说梦话的时期，心理境况有明显差异。小孩子往往不会像成年人一样有很大的心理压力，为什么也会说梦话呢？其实儿童时期梦呓，多是因为神经系统发育未完善，这是正常现象，往往随着成长，神经系统发育成熟之后儿童就不再梦呓了。神经系统的这种不稳定还可以通过更健康的饮食、起居习惯、家庭氛围、认知教育来不断改善。

四、夜晚"乱跑"的梦游者

你的身边有没有喜欢在夜晚"乱跑"的人？梦游症并不少见，多数梦游者在梦游时的所作所为都是简单和安全的，但是也有少部分梦游者的行为复杂、危险甚至造成严重的后果。

一般来讲，我们在深度睡眠时不会有什么反应，外界有轻微的响声并不会吵醒我们。但是有些人会从床上爬起来做一些事情，这时的他们没有清醒时的感知觉和应变状态，因此会做出很多不可思议的事情，他们就是夜晚中另类的一种表现状态——梦游者。

案例：

2005 年 6 月 25 日清晨，伦敦南部郊区某镇有人语气慌张地向当地警局打电话，称他在附近一处建筑工地上看到一名女孩蜷缩在几十米高的塔吊上一动不动，怀疑她要轻生。警方和消防队立马赶了过去，当消防队员小心翼翼地爬到女孩身边时却发现她睡得正香。最终警方用液压升降机把女孩接了下来，并安全送回了家。那时警方才知道这名女孩患有梦游症，当天她睡着后梦游，不知不觉出了家门来到了建筑工地，又一步一步爬上塔吊，走过一段狭窄的吊臂后在中间睡着了。她表示自己什么也不知道，但知道一切后倒吸了一口冷气。要知道在 40 米高的地方走错一步摔下来后果不堪设想。

一般来说，普通梦游者的行为一般可以分为三个步骤，分别是下床、做事和回床继续睡觉。但上面案例中的女孩情况就比较复杂了，她从家里走到建筑工地，而且还要通过狭窄的吊臂。是不是很好奇她在睡着的状态下是怎样做到这些的？虽然人在深度睡眠状态时，大脑会停止接收外界信号。但是，梦游者大脑的深层部分会醒过来，而负责高级思维和自我意识的大脑表层部分却还是处于睡眠状态。这种大脑"半睡半醒"的奇妙状态会使他们下床活动，却仍处于睡眠状态，而且第二天醒来后，他们也不记得发生过什么。

（一）是什么促使她成为黑夜行者

一般认为，梦游有很大的遗传性，并且是一种显性染色体遗传。但弗洛伊德基于自我、本我和超我的角度，则认为梦游是一种潜意识压抑的情绪在适当的时机发作的表现。

"本我"，即本能的我，是人类心理最原始的部分，它是所有行动、冲动等各种"动"的源泉。"自我"是"本我"的管教者、约束者，所以"自我"遵循"现实原则"。"超我"扮演着"心理判官"的角色，它代表良知或内在的道德判断，知道什么能做和什么不能做。

基于"三个我"的理论，当梦游者的本我力量积蓄到一定程度时，它摆脱了自我的管教，而面对"暴脾气"的本我，自我只能暂时放它自由，任由它发展。当本我发泄完"情绪"后，能量也基本耗尽，这时自我便重整威严，把本我又"训斥"回原来的位置。对下是控制了局面，对上是为了逃避超我的责备。自我选择将一切都"埋藏"进潜意识中并隐瞒超我，结果就是当梦游者醒来后对刚才发生的事一无所知，因为本我完全藏在潜意识中，而超我是存在于意识之中，只有自我能游走于潜意识和意识之间，可以说自我是很"聪明"的。

（二）遇见梦游者要不要叫醒

为了保护梦游者，防止他们在梦游时做出诸如跳楼撞墙这样伤害自己的举动，美国国家睡眠委员会建议叫醒他们。被叫醒的梦游者并不会惊吓过度或者口吐白沫，只会和所有在熟睡中被叫醒的正常人一样，感到迷惑不解："我是谁？我在哪儿？谁把我弄醒了！"此时被唤醒的梦游者有可能表现出应激的暴力倾向，不排除攻击他人的可能。因此美国国家睡眠委员会给出了专业建议，在远处用超大分贝的尖锐噪音唤醒梦游者，这样才能保证唤醒者的人身安全，反倒不用太担心梦游者突然醒来后出现意外。这种粗暴的厌恶疗法甚至能让某些梦游者不再发作。

当然，如果没有把握叫醒梦游者，又或者梦游者的行为较为温和，最好的方式还是将其引导回床上。另外，对于每晚在固定时间梦游的患者，还可以采取提前叫醒的方式阻止。除了这几种方法外，及时调整梦游者的心理状态是非常有必要的。

五、挥之不去的梦魇

梦魇就是俗称的恶梦、噩梦，学术上叫作卒魇、魇不寤等，是指在睡梦中惊叫或幻觉有重物压身、不能举动、欲呼不出、恐惧万分、胸闷如窒息的情形。梦境内容常常是恐怖可怕的，惊醒后很多人都有严重焦虑与恐怖状态，属于中医神志病范畴，现代医学称之为梦中焦虑发作。

梦魇的发生与体质虚弱、疲劳过度、贫血、血压偏低以及抑郁、生气、焦虑等情志因素有关。由于在入睡状态中血压进一步降低，造成心脑缺血，供氧减少，大脑皮层的运动中枢比感觉中枢先进入抑制状态；或由于外周神经进入抑制状态比中枢神经快，从而形成神志清楚、运动瘫痪的梦魇症。

梦魇常常与人格心理压力大关系比较大，即梦魇是对压力或重大生活事件所产生焦虑或恐惧的一种在睡眠状态下的反应，是焦虑或恐惧综合征其中的一个症状。一般我们每个人一生中都会遇到梦魇的情况，不要害怕，这些都是正常的情况。但是如果我们经常做噩梦，那么就要注意了，这有可能是心理疾病，最好去咨询心理咨询师或者心理医生。小孩梦魇主要由于精神因素的作用，比如睡前听紧张兴奋的故事、看紧张惊险的电影，或教育不当，用威胁的方式哄小孩入睡。

六、睡中"踏空"，警惕睡惊症

很多人在睡觉的时候遇到过这种情况：身体抖一下，又或者感觉到整个人好像从高处掉下去一样，这些情况都是睡惊症的表现。睡惊症又称夜惊，也是睡眠障碍的一种，4～12岁的儿童常见。症状表现为睡眠中突然出现的睡意蒙胧的短暂惊恐状态，在睡眠中突然喊叫、坐起、惊叫，两眼直视或紧闭，手足乱动，或从床上跳下，表情紧张，气急，颤抖，意识模糊，数分钟后安静继续入睡。大多数人随着年龄的增长而不治自愈。部分夜惊的孩子对发作的情况可能有部分记忆，发作内容往往是过去恐惧感的体验，常有家族史，比如有的小孩曾经因家中房屋失火，在火场中被救出，以后梦境中常出现失火的场面，反复发作夜惊。

睡惊症的发生与心理因素密切相关，家庭矛盾冲突、与父母分离、家中意外事故、学习紧张、生活上的矛盾等都有可能造成睡惊症。

七、无处安放的不宁腿

案例：

有一位患者自述："5 年不宁腿，因压力大多次复发。"

他的抑郁和焦虑等情绪常常导致不宁腿症状加重。他说："我的不宁腿综合征就是静下来的时候腿部出现异常感觉，平时总有胀胀的感觉很不舒服，不宁腿每晚持续发作。第一次发病是打完篮球后又喝了啤酒，渐渐地感觉腿部有一种说不上来的感觉，就想动一下腿，感觉不动一下就很不舒服，但是老是动又睡不着，就这样熬到了半夜三点多。半个月过去了，人憔悴得不成样子了，白天根本就没有精神能够好好地工作。就医之后情况好转，但不久因为工作压力大、精神紧张又复发了。"

很多人在睡眠时常感到腿部有不适感或蚁行样的疼痛及紧缩感，有摆腿的冲动，这是我们临床常见的一种腿部不安的疾病，被称作不宁腿。这个小病虽然对生命没有危害，但由于夜间深受症状的折磨，有些严重的患者会出现白天工作效率下降，严重影响生活质量。不宁腿多在 20 岁以上的人群中发病，男女均可累及，但以女性为多，常常反复发作，在夜间或安静休息时常常会加重。可能会出现：腿部不适，并且腿部感觉异常；常常感觉到不安，有活动双腿的强烈愿望，在休息或静止状态，比如坐着、躺着时加重，夜间会变得更加严重。常常喜欢用走动来缓解腿部的不适，或不停地用手揉搓、捶打局部肌肉；除此之外，难以找到缓解不适的方法，因而晚上的时候躺在床上翻来覆去地移动下肢而常常睡不着觉；更有甚者会在晚上出现肌阵挛等表现。

八、突然入睡需警惕

案例:

曾经有一位小患者,他常常白天打瞌睡,在骑自行车、坐公交车的时候不到 1 分钟的时间就睡着了,非常危险。他下午放学回家,6 点吃饭之后准睡着,每天如此。他一出家门一下楼就腿软,在家里看到自己喜欢的动画片很高兴,但是有时候面部表情会突然变得很怪异,哈哈大笑之后,还会出现腿软,直到笑瘫倒在床上、沙发上。他还有一个很奇怪的癖好,什么东西给他,他都要先闻一下才可以。

这是一个什么样的小孩子呢?从观察和与家人的交流中发现,他活泼好动,反应非常灵敏,对周围陌生的人和物比较警惕,从小缺乏安全感,胆子非常小,做任何事情都要经过母亲同意才可以干。他非常不愿意别人知道自己发病时出现的怪异面部表情,有强烈的病耻感,每当提及此事,都会放声大哭,需要母亲及时拥抱、安慰才可以平复心情。从交流中了解到他从小在父母身边长大,但是父母感情非常不好,经常吵架。母亲对孩子溺爱,已经 8 岁的孩子依然不能离开母亲一刻,从来不敢自己一个人在家里,每时每刻都需要母亲陪伴。

经过诊断,这个小孩子得了发作性睡病,从这个病例中我们对发作性睡病有了一个初步的判断,了解到发作性睡病是突然发生的,比较短暂,反复发作的、不可抑制的嗜睡。

发作性睡病主要有四种症状:睡眠发作、猝倒、睡眠麻痹、入睡幻觉。发病年龄以青年多见。它与很多神经症的发生密切相关。Krishnan RR 等学者 1984 年对 24 名患有发作性睡病的退伍军人进行研究，发现这些人同时患有很多精神心理疾病，他们不能解决好这些问题，有着高失业率、家庭关系失调等。Vourdas A 在 2002 年经过对比研究发现，发作性睡病与精神分裂没有关系，但从诊断角度看，它似乎与抑郁症状有着越来越多的关联。英国学者 Stores G 等人在 2006 年的研究认为，发作性睡病患者存在一系列的心理问题，这些问题的根源尚不清楚，嗜睡可能是这些问题的主要原因，临床医师和其他护理人员需常常留意这些患者的早期症状和表现，并且给予干预治疗。Stepanski EJ 等人根据心理测量结果发现，发作性睡病患者比正常人对照组有更多的精神病症状，但数据显示发作性睡病相关的精神病理学特征并不是特异性的，而且在过度嗜睡的患者中可能具有普遍性。Beutler LE 等人研究表明，发作性睡病患者会表现出与常人不同的心理学特征，更早的表现为焦虑症的特征和社会交往中表现出的内向特点。可以用明尼苏达多相人格量表和人格模式分析来区分。Adda C 等人根据贝克抑郁量表（BDI），发现发作性睡病患者中抑郁症状的出现率是 75.0%，其余的患者有轻度抑郁（仅有一人表现为重度抑郁）。

综上所述，发作性睡病与抑郁、焦虑等神经精神类疾病有着非常密切的关系，有其特殊的心理学特征或人格特征。他们大多胆子较小，性格温和，对于权威的服从性较高；他们家庭关系紧张，或父母对孩子的培养方式和过程存在一定的问题。一部分人发病之前有突然的应激事件刺激或有持久的精神刺激史。除典型的"发作性睡病"的四大症状以外，还有各种不同的神经症症状，如头脑发涨、眼热、口干、全身乏力、白天嗜睡、精神状态差或不能集中注意力等，曾有研究认为，60% ~ 80% 的患者同时还伴有精神神经症状。他们容易接受暗示，易被外界的言语所左右。因此，部分"发作性睡病"可能完全由精神心理因素所引起，所谓"四联征"实际上也是一组精神神经症状，中枢兴奋剂有效，但最好的办法还是心理治疗。

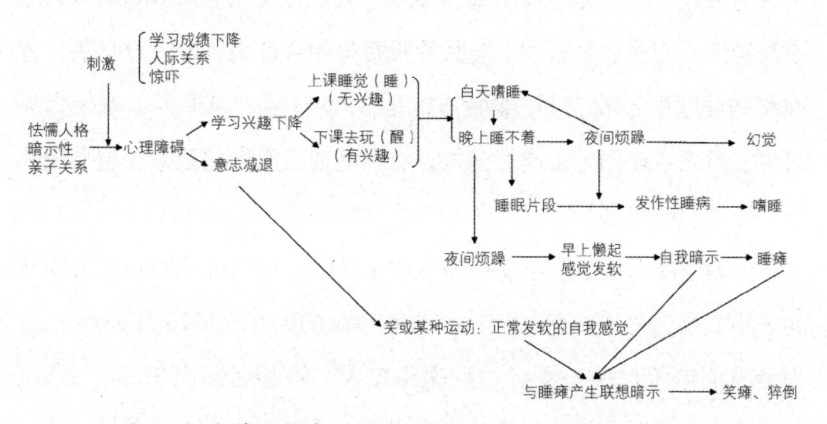

图 4-2　发作性睡病"四联征"症状出现的心理生理机制

九、嗜睡不可掉以轻心

"每晚睡 9 个小时以上，为什么白天还是那么想睡呢？"在某公司上班的李先生简直没有办法控制自己，想睡的时候，倒头就在办公桌上睡着了。办公室同事都笑称他为"睡神"，为此他耽误不少工作，也没少挨老板骂。如果李先生的嗜睡发生在高空作业、开车等场合，还有可能会造成生命危险。

在人们的印象里讲到睡眠障碍，会自然而然想到失眠，其实，不光失眠是睡眠障碍的一大类，白天过度嗜睡也是睡眠障碍的一大类。

专家指出，嗜睡很有可能是传递身体出现问题的信号，应引起高度注意。白天总犯困，提示着身体可能有睡眠障碍或者其他疾病，需要进行睡眠监测。应该注意检查和治疗可能引起的原发疾病。嗜睡与睡眠呼吸暂停综合征、发作性睡病等睡眠障碍有密切的关系，但临床上容易被误诊，比如有些阻塞性睡眠呼吸暂停综合征患者长期被误诊断为慢性疲劳或神经衰弱。睡眠呼吸暂停综合征患者晚上打呼噜，夜间醒来或睡眠不安宁，白天则想睡或感觉疲劳，如果医生就因为失眠给这类患者使用安定类的药物，有可能使其肌肉松弛，加重气道狭窄，导致病情更加严重。

美国匹茨堡大学医学院纽曼医生主持的一项研究证实：白天嗜睡的老年女性，心脏病患病率比白天不嗜睡的老年女性高出 66%；白天嗜睡的老年男性心脏病患病率比白天不嗜睡者高出 35%。此外，一旦患上心脏病，死亡率也分别高出 28% 和 16%。

嗜睡与发作性睡病不同，发作性睡病往往是在做单调、安静的活动或进食后发作，睡意是轻微的；而嗜睡症状严重者甚至在吃饭或讲话时迅速入睡。

对于嗜睡，大家不可掉以轻心。很多人非常容易出现"晚上睡不着，白天醒不了"的情况，"我白天打瞌睡主要是由于晚上失眠引起的"，一些患者总认为晚上失眠是引起白天嗜睡的主要原因，但是专家认为，其实不一定是这样的。一般情况下，患者在饭后或看电视时感觉到睡意是正常的，但其他的时候，工作的时候，这种情况通常表明有睡眠剥夺现象。如发生不分时间场合的嗜睡，应该去医院睡眠中心诊断治疗。未治疗时，应避免从事危险工作，避免开车，以防发生意外。

十、害人于无形——打呼噜

在人们以往的观念里，觉得睡觉打呼噜很正常，而且还认为打呼噜是睡得好、睡得熟的象征。但是在医学观念里，经过研究证实，打呼噜是一种非常危险的讯号。鼾症是指在睡眠中咽部软腭、舌根等处软组织随呼吸气流颤动而产生节律性声音，俗称"打呼噜"。祖国医学称"鼻鼾症"。

打呼噜是因为呼吸道狭窄，空气无法顺利通过，摩擦到鼻腔或呼吸道四周的软组织而产生振动，所发出的一种声音。声音愈大，表示呼吸道愈狭窄，四周组织愈松软，长期下来渐渐地遮住了空气的通道，便会造成窒息的情况。尤其是肥胖的人、岁数较大的人、经常抽烟喝酒的人最容易打呼噜。肥胖的人因多余的脂肪累积在呼吸道的四周，使得呼吸通道变得狭小；岁数大的人因为年龄的老化，呼吸肌肉的张力渐渐减弱，便容易松弛产生振动；经常抽烟喝酒的人，因为组织及黏膜受到破坏，自主神经的反应也迟钝，组织松弛便产生打呼噜的现象。

医学证实，打呼噜的人，50%会伴随有睡眠呼吸暂停综合征，就是在睡眠中暂时停止呼吸，憋了数十秒后，接着一声大声的喘息、抽气，鼾声又起。隔不了多久，又是一个中止符。有些人一个晚上停止呼吸达四五百次，一次停止的时间，有的甚至达两分钟之久，这需要引起高度注意。更严重的是，由于打鼾造成的间歇性窒息，空气无法正常进入肺部，血中的含氧量急剧地下降，脑组织缺氧，心跳不规律，心脏超负荷，造成冠心病、心律不齐、肺动脉高压、心室肥大、高血压、糖尿病，更会因此引发脑出血、心肌梗死、中风、半夜猝死等，睡眠呼吸暂停综合征真可谓是"无声无息"的隐形杀手。

另外，由于患者受到呼吸停止的影响，身体本能地挣扎吸气，整夜不断地被搅醒，没有办法进入深沉的睡眠阶段，睡眠的结构整个被打乱，组织细胞没有得到充分的恢复及能量补充，内分泌及免疫系统紊乱，每夜睡眠不完整，造成了"睡债"，长此以往，便出现疲劳嗜睡、机能衰退，注意力减低、记忆力减退、性功能减弱、人际关系恶化、工作效率降低，因此睡眠呼吸暂停综合征也是造成很多交通意外及治安事件的元凶。

睡眠呼吸暂停综合征除了会引起心血管疾病及白天嗜睡等问题，还会引起抑郁症及焦虑症。有些因抑郁症或焦虑症到精神科求治的患者，经药物治疗半年之久，病情一点都没有改善，后来发现病患罹患睡眠呼吸暂停综合征，经过对症治疗后，抑郁症及焦虑症也随即消失。

当我们或家人朋友开始有了下列的症候时，就要特别注意，应赶快就医检查：（1）早上起床时，头疼倦怠，觉得没有睡够。（2）起床后口干舌燥。（3）夜间频尿。（4）白天嗜睡，在搭车、看电视、坐着看书、休息甚至开会时会打瞌睡。（5）饭后昏昏沉沉，非常想睡。（6）注意力不集中，反应迟钝，学习能力下降。（7）沮丧、易怒，耐心消失，性情改变。（8）性欲衰退。（9）睡眠中鼾声停顿，有喘息、抽气的情形。（10）有高血压、糖尿病病史。如果有上列的情况，加上多年的打呼噜经历，需要警惕可能是得了睡眠呼吸暂停综合征。此病非常容易检查出来，只要到医院做睡眠呼吸暂停监测即可，切不可掉以轻心。

经常打呼噜的人，或许自己不觉得受累，但会严重影响长期陪伴在侧的枕边人，如果不好好处理的话，有可能使家庭关系受到严重的伤害。打呼噜不仅其声不雅，外出旅行与人同居一室时还会影响他人休息，每夜旁人得忍受 60 分贝以上的噪音（相当街道上汽车引擎的声音），进而影响人际关系。

如果我们自己不打呼噜，但枕边人却"锣鼓震天"，我们该如何调整自己的状态呢？很多人认为家人、同寝室的朋友打呼噜会非常影响自己的睡眠。而当我们睡不好时，我们很着急，甚至很气愤，各种不好的情绪紧紧地控制着我们，让我们无所适从。我们多么希望自己能有一个好的睡眠啊！于是我们对睡眠更加关注，不但对睡眠关注，甚至对周围的一切都格外关注，哪怕是很小的响声、微弱的光线都会不由自主地去注意。越是睡不好，对环境要求越高，把注意力集中在外界环境上，不希望有任何干扰，这种期待的心理让我们的大脑一直保持警觉的状态，越来越紧张，破坏了自然的睡眠状态。当我们明白了这些道理，知道是自己的想法、期待破坏了自然睡眠的过程，从而放下包袱，轻松地对待睡眠，舍弃对睡眠的过度关注，我们就会重新拥有美好的睡眠。

第二节　是时候改正你的睡眠旧观念了

一、失眠究竟谁之过

（一）睡眠的好坏自己决定

人们常常说"我命由我不由天"，但其实还是有很多事情不是我们能决定的，例如睡眠的好坏，因为睡眠不需要意识控制，睡眠是生理唤起潜意识的过程。当我们睡着之后，潜意识以梦的方式开始工作。我们会做各种梦，内容并不重要，重要的是梦里的情绪，也就是我们在梦里的感受。意识与潜意识交流的一个最重要的能力就是慢下来，从心里慢下来，静静地体验梦里的情绪。梦也是我们在这个世界上的一份体验，认真去体验它，我们就会发现睡眠越来越好。和梦一样，睡眠也是一种体验，当我们可以不再费力地去感受睡眠的好坏，不再刻意强调、思考自己是否睡得好了，我们就会睡得越来越好。

（二）失眠太久了所以非常难治

早期的失眠大多与某种情绪相关，大多是有那么一些事情引起我们生气、兴奋、痛苦、焦虑、劳累、烦恼而造成了失眠。失眠以后，那些事情仿佛都从我们的心中离去了。但实际上，只是把当时那些事情引起的生气、兴奋、痛苦、焦虑、劳累、烦恼的情绪压抑了，我们不去想那些问题了，一旦失眠，所有的生气、兴奋、痛苦、焦虑、劳累、烦恼的情绪就都转移到了失眠上。所以，从第一次失眠开始，经历了漫长的过程，反复寻找着各种治疗的药物和方法，都未能如愿，医生也没能够找到当时失眠的真正原因，自己也逐渐忘记了早期的事件，把各种精力都转移到了治疗失眠上，而未能真正找到自身的心理和情绪原因，所以我们最终没有摆脱失眠的困扰。

其实，失眠的难治与否跟发病时间长短没有任何关系，失眠了这么久一直都没有治好，是因为没有找到失眠的真正原因。有些患者失眠也像我们一样久，甚至更久，他们都治好了。所以不用担心自己失眠了很多年很难治，只要积极配合医生的治疗，就一定有希望能治好。

失眠越久，说明心理与情绪作用越大。过去我们把情绪的和负面的认知都用到了对失眠的治疗上，反而影响了失眠的治疗。现在一旦找到了失眠的真正原因原来在于自己，在于自己的内因，在于自己的认知和情绪以及应对模式等性格特点。一旦真正转过这个弯之后，我们的心理、认知、积极的情绪力量就会真正调动起来，用到正确解决的方式上去，积极振作起来，把精力、体力、能力和激情都用到新生活当中去，用到新事业当中去，用到新的情趣和兴趣爱好当中去。忽略失眠，实际上是最好的治疗失眠的方法。

（三）外在环境造成了我失眠

有很多人说自己对睡眠环境有要求，到了陌生的地方就会睡不着，甚至换个枕头都会影响睡眠。真的存在所谓"认床"吗？其实睡眠是一件常规的生理活动，与睡觉的时间、地点没有根本的联系，比如说在马路边上睡觉的农民工，那么嘈杂的环境，没有床，没有舒适的被子，他们依然可以睡得很好。其实任何人只要累了，无论在什么地方、什么环境中都可以入睡。

同样，睡不好与工作本身也无关，不能排解掉的工作中产生的负面情绪才会导致失眠。某些严重的疾病会继发失眠，那是因为疾病本身产生的病痛使其失眠，不是所有人得了病都会失眠；有些人得了病，神经疲乏无力了，反而更容易入睡。再者，为什么有些住院的患者容易失眠？那是因为他们白天除了检查治疗，更多的时间就是躺在床上休息、睡觉，其实只要一闭上眼睛，身体就开始休息了，无所谓是否产生了"睡感"，对于这些人来说最好的处理办法，就是白天少睡一些就好了。

对于前面提到的"认床"行为，与我们的依恋情结有关。我们在6个月到1岁时会和父母或爷爷奶奶建立起一种依恋关系，建立起安全的依恋关系对于我们的心理健康有重要意义。随着年龄的增长，我们逐渐独立，对父母的依恋逐渐减少。在对人的依恋和独立之间，有一个过渡时期，这一时期我们会把对父母的依恋转移到一些物品上，例如睡觉时喜欢抱着毛茸茸的被子，吸吮手指，这是心理发展的一个重要阶段。我们之所以会对床或者被子产生依恋，就是心理的某一部分还停留在幼儿时期。当我们明白了这个道理，从心底深处彻底摆脱那种依恋的感觉，对周围的环境不再关注，我们会逐渐拥有一个自然的睡眠。

二、睡眠也有小脾气

当你带着情绪躺在床上，是不是久久不能入睡？就算睡着了，第二天起床也感觉一晚上都在"打架"？当你有睡眠情绪的时候，睡眠也会发小脾气，变着法子折腾你。

（一）坏心情让你失眠

常常有人说，"只要我情绪不好就会失眠"，其实情绪和失眠之间并没有必然的联系。只是可能第一次失眠的时候，带着白天的负面情绪如生气、着急、焦虑、郁闷入睡，你就认为是负性情绪造成了失眠。其实第一次的失眠和情绪不好只是一次偶然的巧合，你将负性情绪和失眠联系在一起，以后只要情绪不好就担心失眠，后来反复进行自我负性暗示又强化了这个偶然事件，形成了条件反射，结果就真的失眠了。

每个人在白天都会产生各种各样的情绪，但是并非每个人都把这种情绪反应带到睡眠中，因此不是有负性情绪就一定引起失眠。当你明白了睡眠与情绪无关，学会及时处理好自己的负性情绪，不将负性情绪带入睡眠中，那么你的睡眠就不再会受到负面情绪的影响了。其实情绪不好的时候你不用去排斥这些情绪，躺在床上不要管它，与其躺在床上去体验不良情绪不如放松身心，先睡心后睡眼，慢慢地你就累了，就睡着了。偶尔情绪不好时睡晚一点、少睡一点，也并没有太大关系。

（二）失眠扫了谁的兴

你是否一失眠就心情不好？因为失眠而情绪低落的人往往对睡眠时间和质量有过高要求，当这种要求无法被满足时就会产生心情低落。与其将注意力全部集中在睡眠上，不如花更多的时间和精力去平衡好日间的工作与生活。当注意力从过度关注失眠上转移开来的时候，你会发现良好充实的日间生活会帮助你保持一个好的心情，也可以通过消耗一部分体力，反过来还会促进好睡眠。

（三）睡不着的时候怎么办呢

睡不着的时候，首先要做的事情就是下床。床，自设计之初就是用来睡觉的地方，所以为了维持或强化它承载睡眠的功能，当你睡不着的时候一定要坚决地下床。那下床干什么呢？关于这一点，没有太多的限制，只要不引起剧烈的情绪波动，都可以进行，平和地散步、听轻音乐等都是可以的。

睡觉是一个自然而然的过程，在你没有困意就上床的时候，原本正常的睡眠过程往往就被打乱了；但当你产生困意的时候，累了、困了躺在床上很快就能入睡，相信这时你已经能体会美美地睡上一觉的感觉了。

（四）睡眠的"拦路虎"

你是否追求完美的睡眠？你是否需要在睡眠时营造非常好的环境？人的心理因素对睡眠有很大的影响，过分关注睡眠问题会引发失眠。对待睡眠问题十分敏感而认真的人，对睡眠过程要求完美，容易接受暗示。对睡眠过分关注，不能很快入睡时，就会产生焦虑紧张的情绪，在不良情绪的影响下，容易对周围声音刺激变得格外敏感，反过来又加强了焦虑的情绪。这类失眠者认为失眠是由于声音、光线等外在刺激引起的，将失眠的原因归结于外在刺激，过分担忧和捕捉这些刺激并使之影响放大。正像有些失眠的人认为闹钟的嘀嗒声会影响睡眠，那么，到底是因为听见闹钟声而睡不着，还是由于睡不着而听见了闹钟声呢？

　　人在睡眠中，对于声音、光线刺激是有一定承受能力的。也正是因为如此，很多人在嘈杂的车站、火车、工地甚至马路边都能够睡着。人的注意力是有选择性的，当你专注于某件事的时候，很难听见别人叫你。但是当你非常注意那些声音、光线刺激的时候，也相当于放大了这些刺激，影响自己的情绪从而影响睡眠。所以，并不是这些一般的甚至是细微的刺激影响了睡眠，而是对这些刺激的畏惧心理在起作用。让我们学会用一种坦然的、放松的心态来对待这些刺激，做到"先睡心、后睡眼"，自然能够美美地入睡了。

三、经不起念叨的睡眠

（一）什么才是最重要的

　　很多的睡眠障碍者以为"睡眠是我生活中最重要的事"。的确，睡眠非常重要，但如果过于关注睡眠问题，实际上，不仅不能获得良好的睡眠，反而会加重睡眠问题。睡眠跟其他日常工作不同，不是越认真对待就能完成得越好。人体的睡眠是一个自然而然的过程，过于关注反而影响睡眠。有些人认为，只要夜晚睡好了，白天的工作就会好，因此对睡眠产生了过度的关心，甚至把睡眠定义为生活中最重要的事。

针对这种对待睡眠过度认真的人，首先要做的就是调整认知观念：睡眠的预期要求是什么？预期要求是谁定的？事实上，晚上睡得好不好都不会过度影响白天的工作。我们在睡觉前要尽量放松，身体越放松越容易进入睡眠，当困了、累了，不用做什么准备我们躺在床上就会睡着。而如果每次都把睡觉当一件很慎重的工作一样对待，睡前要做好一切准备，就像学生上考场一样，准备好一切的工具，清理一切干扰的因素，反而会使得我们变得越来越清醒，越来越睡不着。正是因为我们把睡眠当作最重要的事，情绪越紧张越不容易睡着，这就导致了出现越想睡着却越睡不着的情况，因此睡前不必设定过多仪式，倒头就睡最好。也可以简单地温水泡脚、适当放松静坐或者听轻音乐。

（二）上床就精神

如果出现"一躺在床上反而精神了、睡不着了"这种情况，说明我们对睡眠是这样认为的："只有躺在床上，安静地放空心思的睡眠才是真正的睡眠。"当我们在等待着这样睡着，躺上床之后，隐藏在心底的这些高标准严要求就怂恿着我们的神经，一下子反而清醒了。而当我们看报、看电视时，注意力放在了睡眠之外的事情上、放在大千世界的新闻上、放在吸引人的剧情上，这个时候放松了警惕，不再绷着睡眠那根神经时，反而慢慢进入了睡眠状态。尤其是失眠之后，我们的身体对睡眠是有需求的，一放松下来，身体立刻给自己调节到需要休息的状态，进入打瞌睡状态。这些都说明了我们本身不是失去了睡眠的能力，不是真的像我们想的那样睡不着了，而是对睡眠的认知偏离了正常轨道，反而导致了大脑皮层兴奋，导致了失眠。

长期以来对于失眠的担心，使得我们有了类似于条件反射似的反射弧，躺上床便清醒，且造成对睡眠的信心越来越低，甚至认为自己已经失去了睡眠的能力。每到夜幕降临，担心和疑虑就像是黑暗中的鬼魅一般萦绕着大脑，理不清、扯不断、甩不掉、放不下，这也许是我们本身的性格决定的，追求完美的劲头放到了睡眠上，不允许自己的睡眠出现差错。我们有时候秉持这样的理念：只有睡好了，我才能有精力去做工作，才能有足够的体力，才能有健康的身体，才能像样的做好每件事情，才能使自己的形象保持良好……恰恰我们在平时看电视、看书报的时候会感到困乏，很多时候会不知不觉地睡去，这是因为我们看电视时把电视当作消遣的事来对待，没把睡觉当回事，所以，睡眠会悄无声息的来找我们。这时候，如果意识到自己要睡觉，然后赶快上床，可是一上床，却睡不着了，因为，我们把睡眠当回事了，渴望睡眠的思维又开始活跃了，我要睡觉的期待又激起了大脑活跃，进而失眠了。

（三）晚上一睡觉就担心睡不着

很多人一到临睡时就开始担心、发愁，一上床便处在"又要睡不着了"的失眠恐怖状态中，这种情况心理学称为"预期性焦虑"，常是由于过分地关注自己的睡眠问题，以致产生思虑过度、兴奋不安或者焦虑烦恼等情绪。这种失眠是由过度的睡眠防御性思维造成的，在试图入睡或者是继续再睡的时候出现相应的沮丧、愤怒和焦虑等情绪，导致更加清醒，以致难以入睡。这一类失眠原因占失眠原因总数的 30%，是最常见的失眠原因。针对这样的失眠，最重要的是提高对睡眠的正确认识，减少焦虑而达到治疗目的。这种因担心失眠而真的发生失眠，是不良暗示的结果。不良暗示会让这个担心的结果更加容易出现，从而体验到自己"料事如神"的确定满足感，这是潜意识的预期，需要解除这个暗示，才有利于进入自然的睡眠。

当对睡眠的期望与现实状况不一致时，我们就会慢慢出现焦虑的表现，比如，一到晚上就显得烦躁，难以安静，担心自己睡不着，脑海中不由自主地反复思考失眠对自己带来的危害，形成恶性循环，为此越想越睡不着。如果经常出现这种情况，最好平时保持良好的睡眠规律，既不要强迫自己某时某刻必须上床准备睡觉，也不要为睡不着担心，如果一时确实难以入睡，倒不如爬起来看看书，做点别的事情，等到有困意再上床也不迟。

（四）中途醒，莫慌张

其实在睡眠中途醒来是一件正常的生理现象。每个人都有过中途醒来的经历。比如中途起来上厕所，有的时候被风雨雷电惊醒，有的时候中途被别人打扰醒来，等等。

但那个时候我们并不在意，中途醒来后，常常是自然而然又睡着了，这种自然的睡眠节律过程中的深浅睡眠变化，或干扰导致的中途醒来，很快就会过去，而且会更快地睡着。如果过去由于工作性质，常常在睡梦中被电话干扰，被事情干扰，被其他声音干扰，其中有一次偶然的早醒让我们感到痛苦了，醒来再也没睡着。时间久了，心理产生一种无奈的情绪，心里烦了，讨厌了，但那又是自己的工作，没有办法阻挡或拒绝，迫不得已长期生活在这种干扰和心理矛盾当中，生活在一种对睡眠中途被干扰而烦恼和无奈的矛盾情绪中，从而产生只要一有这种干扰，就会特别烦恼的连锁反应。以至即使没有这种干扰了，无论什么原因，有没有原因，只要中途醒来，心里的那种情绪就会自然而然浮现和升起，从而导致早醒或醒来再也睡不着。这是由于过去那种不良的情绪根植在心中，根植在记忆中，根植在潜意识中。当生活中出现以往失眠体验中的某个环节如情绪或身体状态等被唤醒的情况，后面的一系列模式就会全部重复，导致出现似乎没有诱因的再入眠障碍。

如果一个人睡眠中途被干扰了，或者睡眠干扰多了，从生理学的角度来看，他醒来后，只要事情一过去，心情一平静，情绪一稳定，神经系统就能够很快稳定下来，很快从兴奋转到抑制，应该睡得更快。人在睡眠中，脑电波的活动是有一定规律的。快波睡眠和慢波睡眠交替出现，深睡眠和浅睡眠交替出现。深睡眠多数出现在前半夜，快波睡眠多数出现在后半夜，在快波睡眠时人的神经系统处于相对活跃的状态，呼吸加快、眼球快速运动、做梦等。这个阶段人很容易觉醒，但醒来时大脑皮层大部分处于抑制状态，翻个身，上个厕所，还可以很快地入睡。

所以中途醒来本身是正常的生理现象，是我们对中途醒来的反感、讨厌、拒绝与烦恼，以及担心其发生的不良暗示等，让我们的大脑皮层又产生一个新的兴奋点，反而很难再睡了。当我们明白了这些道理，理性地接受中途醒来这样一个自然的过程，特别是我们的潜意识中不再拒绝这样一个正常过程，就可以再次进入自然的睡眠状态。

（五）前一天没睡好，今天就一定睡不好

只要前一天晚上没有睡好，第二天白天就开始担心晚上也会睡不好；每当躺在床上就会胆战心惊，害怕自己晚上又会睡不着，辗转反侧，想象忍受失眠的痛苦的情景，体验那种痛苦的感觉。这种担心、害怕的感觉，想睡却睡不着的感觉，使我们睡意全无，于是我们变得更加烦躁，更加焦虑，但是又无能为力。

这是为什么？是由于我们给睡眠赋予的东西太多，比如"睡眠好是做事成功的体力和精力的保障"，认为睡眠是保证其他事情顺利的基础。一旦失眠，失望的情绪瞬间袭来，原先计划好的要做的事情也做不好了。再比如"昨天睡眠不好会影响今天的身体恢复，久了会影响健康"，因此加重对身体疲劳或不适的敏感度并进行放大，从而对自己的身体状况也开始产生怀疑，在这种不安的情绪中度过整个白天，到了晚上又开始担心症状的出现，不良的情绪反应再一次破坏了正常的睡眠过程，一步步陷入"昨天没睡好→今天也睡不好→明天就更睡不好"的"自我预言→预言实现→更加相信自己的预言"的恶性循环里。"怕因失眠而事情做不好"的不合理的归因，导致了"失眠与做事焦虑"之间的错误链接。

把昨天的情况一成不变地当成明天可能发生的情况，这是一种固执的思维。人每天都是在变化的，人的状态每天也是会变的，今天心情不好了，或者特别累就会不想吃饭，但是到第二天特别饿就又想吃东西了。睡眠也是一样的，人体会为了保持生理的平衡而自然地进行自我调节，这是一种自然而然的过程。不需要给自己太多的期盼，这样我们的睡眠负担就会减轻了。

偶尔的睡不好是生活里的常事，也属于一种自然的现象，我们要允许失眠发生。有时睡不好就睡不好，人一辈子每天都完全睡得很好几乎是不可能的。只要我们从心底深处彻底地摆脱掉对睡不着的担忧，先睡心后睡眠，那我们很快就能睡下去。

（六）第二天一有事，晚上就睡不着

有些人睡前会反复思考，去推测第二天可能发生的情况，大脑皮层处于兴奋的状态，导致不能入睡。

我们应该明白睡眠是用来休息和恢复精力的，不是用来思考问题的，睡前的担心不能解决问题，反而会因此产生各种焦虑的情绪，造成情绪波动而难以入睡，形成恶性循环。不为第二天的事情过度担心或焦虑，不把失眠的原因归结到第二天的事情上，从本质上认识到第二天的事情不会导致失眠，睡不好更多是因为思考事情、做事情追求完美、对细节过于放大、对结果过于重视，同时伴随而来的过度担心、恐惧等负面情绪导致的。如果能够以一颗平常心去对待事情、情绪与睡眠的关系，就能获得自然的睡眠。

四、失眠的人格密码

（一）强迫型人格倾向

强迫型人格倾向，是以要求完美，害怕危险或不确定的事物，行为上表现为反复、过度控制、注重规律与细节为特征的人格类型。强迫型人格倾向的特点是控制与反控制、追求完美、仪式或固执。

控制与反控制：因担心发生危险或不好的事而过度控制；不愿意将任务委托他人或与别人共同工作，除非他们精确地按照自己的方式行事。

追求完美：要求事物完美无缺，在确保事物完美上花费很多精力与时间，有时甚至影响了任务的完成；过分地献身于工作和追求成效，以致顾不上业余活动和朋友往来。

仪式或固执：做事过分注重细节与规律，按部就班；在道德、伦理或价值观念等方面过分认真；表现僵硬、固执和审慎。

案例：

有一位女性患者前来就诊，她在一次不愉快的出差旅行后开始失眠。这位患者年仅 30 岁，已经是一家上市公司的高管，事业有成，平时对自己各方面要求都很严格。为了保证能够得到充分的休息，她要求自己晚上尽量在 11:30 之前上床睡觉。在家中也要求家人和她有同样的作息时间，以防影响她休息。两个月前，她去外地出差，因为合同出了一些问题，一时间得不到完美的解决办法，时间紧，任务重，她熬夜工作到凌晨一点多才休息。当她躺在床上，又开始担心第二天工作效率等问题，加上换了陌生的环境，她折腾了很久都没有睡着。第二天，她为了回到之前的睡眠状态，十一点就上床休息，但是却怎么也找不到之前睡得很好的感觉，此后就开始断断续续入睡困难。

分析：这是一位强迫型人格倾向的患者，她的强迫思维方式影响了她对睡眠的态度，比如一定要求固定的睡眠时间，追求之前睡得好的感觉，由此引发了失眠。

1.睡眠不是可以被设计的。困了就早点睡，不困就晚点睡，感觉累就多睡一会儿，感觉精力旺盛就少睡一会儿，睡眠是恢复体力和精力的生理需要。睡眠根据四季时间不同、个人体质不同、劳累程度不同都是可以改变的，没有一成不变的睡眠。患者是一个极其自律的人，对自己要求严格，这在工作上是优秀的品质，但当把强迫的思维用到睡眠上时，就会增加睡眠的负担，入睡反而更加慢，紧接着产生了烦躁、焦虑这些不良的情绪，破坏了自然的心理、生理过程。进入一个入睡困难——期待睡得快——增加睡眠负担和关注——入睡困难——焦虑情绪——干扰睡眠——加重症状——更加期待赶快睡着的恶性循环。如果想打破这个恶性循环，恰恰应放弃对入睡时间和入睡速度的高度期待，不再期待一沾上枕头就能睡着，放松身心，顺其自然，反而更容易入睡。

2. 不好的事情产生不好的情绪，并不是发生了不好的事情就一定会失眠，造成失眠的原因是把不好的情绪带到了睡眠中。对情绪的过分关注让大脑保持活跃的状态，而对睡眠的关注又会更想要摆脱这些情绪，刻意的遗忘也是一种加深的过程。反反复复睡不着的时候会想回到以前睡得好的状态，但是事物不可能一成不变，没有哪一天可以被完全复制，所以没必要按照以前的良好状态去仿造睡眠情绪。睡眠仅仅就是一个生理过程，困了累了就自然会睡去，如饿了就想吃、饱了就不想吃一样，是与其他事情无关的过程，所以放空大脑，自然而然地就进入睡眠的过程。

3. 身体是有良性自我调节的能力的，偶尔的一次熬夜、一次失眠并不会影响身体的健康稳态。不管是入睡困难还是中途醒来，又或者是早醒，都不必太在意，不用想方设法地让自己睡着，因为睡不着也许是身体在提醒你还没有到需要睡觉的时候；中间醒来也不用紧张担心，翻个身说不定一会儿就又睡着了；早醒了也不用强迫自己继续睡够多少小时，不如就起床做一些有意义的事情，当你不再时时刻刻关注睡眠了，也许正是能睡个好觉的开始。

这位患者是由于强迫型人格倾向导致的失眠，在治疗时要注意引导其放弃对入睡时间和入睡速度的高度期待，不再期待一沾枕头就能睡着，放松身心，顺其自然，反而更容易入睡。对于其人格倾向，推测可能与小时候父母管教严格有关，要引导其接纳世界的多面性，让其明白很多事都没有那么重要，犯错误也没有什么大不了，学会用对立辩证的世界观看待事物。

（二）表演型人格倾向

表演型人格倾向，是以感情用事、夸张言行来希望引起他人注意，喜欢寻求赞同为特征的人格倾向类型。表演型人格倾向的特点是以自我为中心、情绪化、易受暗示、爱幻想。

以自我为中心：喜欢引人注意，非常希望得到别人的注意和夸奖，希望别人取悦自己，当别人合他们心意时会表现出欣喜若狂，否则就会攻击他人。尤其在人多的场合，期望自己成为焦点。

情绪化：情感丰富，但情绪容易失控，往往表现得很戏剧化。常常表现出过分做作和夸张的行为，表现得大惊小怪甚至装腔作势，来引起别人的注意。与他人交往的时候也容易意气用事。

易受暗示：容易自我暗示，也容易被他人暗示。容易受到他人的影响，喜欢跟随潮流，因此喜好经常随着周围的人变来变去。

爱幻想：常常会陷于幻想，用自己的想象取代现实，喜欢用幻想来满足自己内心的情绪体验。

案例：

有一位 24 岁的女士因为和丈夫吵架导致失眠近 4 个月。因她觉得丈夫不够关心自己，而与丈夫发生争吵，丈夫不但没有安慰反而打了她。从此她开始失眠，并且担心睡不好觉精神会崩溃，害怕睡不好影响自己工作。追问病史发现，她自幼是家里最小的孩子，一直是父母和姐姐们宠爱的对象，其他姐姐都挨过打，但父母从来没有打过她。结婚之前和别的男生谈过恋爱，恋爱对象条件也不错，但不会哄她，而她希望找一个能宠自己的对象，于是就和男朋友分手了。她一直希望自己是丈夫生活的焦点，常常想象自己是"童话中的公主"，后来遇到现在的丈夫，由于他会哄自己对自己很好就嫁给了他。然而婚后发现丈夫并不围着她转，觉得丈夫在故意气她，并且也害怕丈夫出轨，因此每天情绪不好、睡眠也很不好。

分析：这是一个由表演型人格倾向导致的失眠，失眠的直接原因是和丈夫关系不好，但是正是由于她自身不合理的认知、过于情绪化，由此引发了失眠：

1. 这个女生从小就喜欢受到别人的关注和夸赞，在原生家庭中是比较受宠的孩子，她希望继续在婚姻里也体验这种感觉，希望丈夫的世界以自己为中心。当发现丈夫没有事事顺着自己时，就开始表现得非常情绪化。

2. 由于自身缺乏安全感，希望从男性那里得到依靠和关心。如果丈夫的注意力不在自己身上了，她就会非常恐慌。

3. 现实中的婚姻和幻想中的不一样的时候，她没办法调节，于是选择逃避现实，在幻想中满足自己对婚姻的期望。

面对这样的人，要引导他们首先要逐渐独立，渐渐摆脱对周围人的过度依赖，学会自己肯定自己，自己给自己安全感。其次，要多和朋友深入交往，尝试着多理解别人。最后，要多参加社会活动，体验自己在现实生活中的情感、经历，逐步摆脱对幻想的依赖。

（三）依恋型人格倾向

依恋型人格倾向是在自立、自信、自主方面发展不成熟，需要别人照顾，以致产生顺从和依附为特征的人格类型。

顺从：因为害怕得不到别人的支持或赞同，对别人的意见难以表示不同意。

依附：需要别人帮助自己承担事物，难以独立做事。

案例：

我曾经治疗过一个 59 岁的女性患者，间断失眠 7 年，加重 3 年。

最初失眠的原因是：2006 年，患者退休前当了一段时间的出纳，工作期间压力很大，还被牵扯到单位领导的纠纷中，被法院传讯；同一年她买了一些股票，因为行情不好股票一直下滑，整天为是否卖掉股票的事情着急，出现失眠。

失眠加重的原因：2009 年因为帮女儿筹办婚礼的事情与外甥女发生矛盾，女儿出嫁后失眠加重。

自述：在童年时有一个非常让人美慕的大家庭，爷爷、奶奶、爸爸、妈妈、叔叔、姐姐和双胞胎弟弟，虽受到重男轻女旧传统观念的影响，家人都宠爱两个弟弟，但唯独父亲最疼爱患者，从不让患者受委屈。患者 11 岁时，父亲因车祸不幸身亡。失去了父亲之后，患者很自卑，每当患者遇到困难时都会因为思念父亲而悄悄地流泪，这种自卑感笼罩着患者的学生时代，一直到参加工作的初期。

分析：这是一个比较典型的依恋型人格倾向引起的失眠。小时候对爸爸很依恋，后来爸爸去世一直希望找到一个像爸爸一样能让自己依恋的丈夫。结婚后，丈夫经常玩，不懂得安慰疼爱自己，后来出现外遇。她对丈夫非常失望，把没有寻求到的依恋转移到对工作和对女儿的关注上。退休前做出纳被牵扯到单位领导的纠纷中，认为自己一辈子树立的工作认真的形象被破坏，转而关注股票，股票也出了问题，过多的情绪波动带到睡眠中出现失眠。后来女儿出嫁，妈妈生病，大弟弟生病，二弟弟婚变，所有的事情集中在一起，期待中的对女儿和家人的依恋感受——失去，更加关注失眠和身体症状。

1. 患者在父母或爷爷奶奶身边长大，长辈在生活的方方面面给予无微不至的关怀和照顾，睡觉的时候经常在长辈的陪伴下入睡，尤其是小时候，需要长辈讲故事、听儿歌等，这是正常的依恋关系。这种亲密关系的建立，有助于长大后建立起亲密的社会关系，人与人之间相互理解、照顾、包容。小时需要人陪伴是正常的，但如果分床年龄过晚，便可能导致在睡眠上对于家人过度依恋，缺乏安全感，需要陪伴才能入睡，一旦没有家人陪伴，便会不自主地产生不适应感和担心、焦虑等情绪。成年之后，性格的某一部分还停留在儿童时期，没有跟上身体成熟的步伐，不能很好调节自己在睡眠上引起的情绪，导致失眠。

2. 患者童年幸福，父母疼爱有加。后来爸爸离开人世，对患者来说太痛苦了，失去了爸爸的呵护，好像天塌下来一样，失去了精神支柱，跟着妈妈相依为命。患者一直默默承受，离开家到建立自己的家，为自己的孩子奔波，相夫教子，付出太多辛酸与痛苦。从来没有向别人说过，都是自己默默地承受，压抑了太久，从父亲——母亲——丈夫——女儿，一一地离开了患者，压抑的情绪，不舒服，一下子爆发成了失眠。患者把一辈子没有倾诉的事情都归在失眠上。

3. 患者失眠其实是对睡眠过度关注的结果，把以往的各种依恋都转移到了睡眠中来，认为只要自己睡好了就一切都会好起来。其现实应该有更多的追求，应该每天去有充实的生活，过去的过去了，把过去的事情当作一种财富，追求更美好的生活，而不是一直关注着睡眠，只有把自己的关注点转移到追求更美好的生活上来才能更快地从睡眠的痛苦中走出来。要靠自己而不是像以前依赖父亲和女儿一样依恋着医生的治疗和药物的治疗。为什么会对失眠如此关注？是小时候形成的依恋性格和幼稚的情绪控制能力造成的，小时候依恋父亲，期待父亲的关注，到11岁的时候父亲去世了，不可能再依赖父亲了，但是期待依然存在，于是第一次失眠出现了那种难受的感觉，患者就把期待转移到了睡眠上来，期待自己可以睡好，这与患者小时候的期待是一样的。

依恋型人格倾向者，由于缺乏自信心，常常感到自己孤独无助和笨拙，害怕身边的人离开；独处时常常感到不舒服或无助，亲密关系终止时会感到无助，难以独立做事，害怕得不到别人的支持或赞同；常常顺从，容忍，自主意识较弱，遇事犹豫不决，需要他人的帮助和指导。由此产生的情绪、情感，常常被患者投射到自己的睡眠上面。一些外在的客观原因，实际上与睡眠并没有直接联系，但越是过度关注那些除了睡眠本身之外的东西，越是会把对其他事情的认真和关注度转移到了睡眠上，而睡眠恰恰是我们最自然的生理和心理现象，是不需要人为控制的，是自然而然的事，我们越关注它，越睡不着。

（四）自恋型人格倾向

自恋型人格倾向是以自我夸大（幻想或行为），以自我为中心，需要别人赞扬和服从为特征的人格倾向类型。自恋型人格倾向的特点是虚荣心、自夸、自我、操纵。

虚荣心：非常渴望得到他人的关注、赞扬与羡慕；过高估计自己，希望得到社会认可；一旦得不到别人的关注与赞扬就会感到沮丧；行为表现比较骄傲，有时贬低别人。

自夸：有自命不凡的夸大感，夸大自己的成就和才能；对自己的能力、成就抱有一些幻想；认为自己是特殊的和独特的，认为只有最好的才配得上自己。

自我：认知与行为从自己的角度出发，不愿认识或认同别人的感受和需要，缺乏同理心。

操纵：希望别人服从自己，或享有特权，或特殊的照顾。

案例：

有一位 14 岁的男生在竞选班长失败后开始失眠，原因是：他从小成绩优异，一直担任班长，老师家长们都很喜欢他。某次班委换届选举，他势在必得，甚至提前就和父母约好了去庆祝，但是最后落选了，而且成功继任的是一个平时默默无闻的同学。他说："我哪里都比他好，凭什么是他当上了班长？"同学们对新班长的祝贺在他眼里也成了对他的嘲笑，他觉得大家不喜欢他了。当天晚上睡觉前脑海中竞选时的画面不断地重复出现，辗转反侧很久才睡着，睡着了又继续做梦，梦到他仍然是班长，醒后回到现实又感到十分失落。一连几天都是如此，后来虽梦境减少，但一直入睡困难。

分析：这是一个由自恋型人格倾向导致的失眠，失眠的直接原因是班委选举，但是根本原因是过度自恋的他没办法接受自己的失败，并且把这种不甘的情绪带到了睡眠当中，由此引发了失眠。

1. 人们的负面情绪大多来源于事与愿违，正常情况下人们对于未知的事情，有一个合理的可能性推测，但是由于这个男生过于自恋，过分高估自己的能力，在他心里认为自己会毫无悬念竞选成功，丝毫没有给自己留出万一失败的心理准备，以致没有办法接受失败的结果。

2. 从小带有光环的他习惯了被别人高看一眼，也导致了他看不到别人的长处。他说竞选成功的同学毫不起眼，各方面都不如他优秀，但是能获得多数同学的认可，说明那个同学肯定是有优于常人的地方，比如乐于助人、吃苦耐劳等，只不过该男生的自我让他看不到别人的优点。事实上，不管谁做班干部，都是为同学们服务，由于自我，他也不能放下失败的结果而祝福竞争者。

通过以上分析我们可以看出这个男生是十分典型的自恋型人格倾向患者，从小生活中都是赞美与表扬，以致高估自己的能力，看不到自己的缺点，方方面面都想延续之前的优秀，不承认他人的努力和成功，一旦得不到大家的关注和认可，就会情绪低落。在治疗过程当中，应该引导他全面地认识自己和他人，知道"人无完人""三人行必有我师焉"的朴素道理。人生道路漫长，不能因为过去的成功来断定自己未来一定没有问题，也不能因为一次的失败就否认自己的全部。要学习他人的长处，弥补自己的短处，不断成长、进步；同时要学会慎独，没有鲜花和掌声也可以一路前行。

（五）偏执型人格倾向

偏执型人格倾向是指以对其他人普遍的不信任与怀疑，过分固执于自己的决定与认知为特征的人格倾向。偏执型人格倾向其特点是固执与多疑。

固执：对自己的决定与认知过分固执、难以改变，缺乏灵活性。

多疑：对他人不信任与怀疑，反复猜测防范他人伤害自己。

案例：

一名33岁的女性患者，生第二胎后，从医院回到家中开始失眠。

失眠原因是：生第二胎后，她从医院回到家中，期望自己能够睡在一楼的房间"坐月子"和休养，但婆婆执意要把她安排在二楼的房间，自己又没有坚持自己的意见，就服从了婆婆的安排。从此后她开始出现入睡困难、早醒、睡眠浅的症状，此后失眠再也没有好过，并且心里一直怨恨婆婆，认为婆婆对自己"坐月子"不重视、照顾不周，认为婆婆故意造成了她的失眠。据患者说，"坐月子"期间，婆婆每天多次亲自送饭、送鸡汤上楼去照顾她，但由于农村房子是木屋，上下楼时常常有吱吱的声音，从而认为婆婆的行为影响了她的睡眠导致她失眠。

分析：这是一个比较典型的偏执型人格倾向引起的失眠。治疗了一个多月、十几次之多，这位患者最终痊愈了。其实不难分析出，患者具有比较典型的偏执型人格倾向，从而导致了不合理的认知与情绪，进而引起了失眠。

不相信婆婆是真心地照顾自己。二楼相对于一楼而言，人来人往少、干扰少，应该是一个更安静的休息空间，婆婆显然是为了儿媳妇能够更好地休息才精心安排，宁愿自己辛苦一些，每次爬楼梯给她送饭送菜，精心照顾她。她自己想住在一楼，但又没有表达，婆婆也不知道。当自己的愿望不能实现时，出现了某种不满情绪压抑在心里，从而导致了失眠。

问题在于，治疗过程中发现，她不能按照医生对自己的认知与情绪进行客观和理性分析，一味地把失眠的原因坚持归结于是婆婆故意对自己不好造成的，绝不认可自己有认知与潜在的情绪压抑问题。其实再问问她，婆婆还有没有对她不好的地方时，她也回答不上来，只拿这一件事固执地按照自己的分析来理解失眠的原因，表现出典型的固执性。

由于自己的固执，没有跟婆婆好好沟通，清晰表达自己的愿望，没有理性分析到底是在一楼的房间还是二楼的房间休息，哪一个更好？而只是在心里怀疑婆婆是故意让自己睡不好，又找不出婆婆故意让自己睡不好的动机与理由。盲目地非理性地怀疑婆婆，同时也在医生面前顽固地怀疑并确认，自己失眠一定是婆婆造成的，尽管有医生反复引导、分析、劝慰，但效果不佳。同时表现出典型的固执性和多疑性。

偏执型人格倾向者，一旦固执在自己的某个认知上或者某种情绪上的时候，就会给治疗带来较大的困难。这也是部分偏执型人格倾向导致的失眠非常难治的根本原因。所谓"难治性失眠"，往往与此有关。治疗的关键是：只有当患者从内心深处意识到自己的问题的时候，才有可能取得满意的效果。这个患者本来失眠和抑郁情绪都不严重，但治疗时间却花去了一个多月时间。

（六）胆怯型人格倾向

胆怯型人格倾向是指以胆气不足，认为自己能力不足，常采取回避态度，或需要他人陪伴为特征的人格类型。胆怯型人格倾向的特点是恐惧与自感能力不足。

恐惧：在自然事物或人际关系方面经常感到恐惧，因此会回避一些场合或事物，或需要他人陪伴。

自感能力不足：认为自己笨拙无能、没有吸引力或低人一等，在一些场合尤其是社交场合表现抑制。

案例：

我曾经治疗过一个 14 岁的女孩，8 岁时因为妈妈出国，第一次离开自己，有几天睡不好，在姥姥家都是凌晨 2 点睡，早晨 10 点起。从此以后睡觉时就担心害怕，慢慢地突发性失眠就转变成了慢性失眠。自己的姥姥、妈妈、舅舅都有失眠的情况，非常害怕自己也会像家人一样过着每天都睡不好觉的日子。

孩子平时学习成绩在班级里中上游，但是一考试就感冒发烧，觉得自己平时并不紧张，但一上考场后会紧张。在班里朋友很少，平时上课也不愿意回答问题，如果被老师点名，就会非常紧张害怕，担心说错什么。

孩子从很小就跟妈妈分床睡，但是没有离开在一个房间，这种状态持续到 6 岁。以前一个人睡时经常听着录音机里讲的故事就可以入睡，现在不听故事了，睡前会莫名地紧张，会很想跟妈妈一起睡。

当时治疗的情况是晚上 8 点有睡意，到 11 点就没有睡意了，晚上 11 点半上床，很想睡也睡不着，半夜易醒，醒后总是担心再也睡不着，害怕失眠后第二天会身体不好，免疫力下降，早晨6点半起床，起床后感觉困倦疲乏，下午也有困乏。

分析：这是一个比较典型的胆怯型人格倾向引起的失眠，治疗了半个月左右。该患者除失眠症状外，表现出轻度焦虑，但焦虑症状不重。不难发现，患者还在青少年时期，人格处在塑造形成的时期，开始初显比较典型的胆怯型人格倾向，从而导致了不合理认知与情绪引起了失眠，此时矫正是最好的时期，对孩子的未来有很大的帮助。

1. 七八岁时，妈妈出国了，孩子肯定是想妈妈的，想念的情绪导致了晚上睡不着，尽管妈妈和孩子接触不是很多，平时都是爸爸照顾孩子，但是对于七八岁的孩子来说，那种对妈妈出国的思念与疑问是非常强烈的，"为什么出国""何时回来"，由此失眠了。

2. 第一次失眠后会告诉姥姥，因为姥姥也失眠。又听说妈妈和舅舅原来也失眠，使孩子以为失眠是遗传的，先天就带来了失眠的基因。但实际上失眠不是遗传引起的，是心理引起的，越怕失眠越失眠。

3. 这种睡不着觉，在床上翻来覆去的感觉太痛苦了，越担心睡眠就越睡不着。孩子凌晨2点睡到早上10点起床，其实已经睡了8小时，根本不存在失眠问题，但给孩子留下的印象就是入睡困难。随着年龄的长大，阅历的增加，孩子本应该睡眠越来越好，但是8岁时睡不着的难受感觉，白天在学校紧张焦虑害怕的体验，六七年来对孩子的痛苦影响太大了。

胆怯型人格倾向者，由于恐惧与常常自感能力不足，在睡眠问题上往往采取回避的态度，越担心、越害怕，就越睡不好，表现出抑制的状态，惧怕困难，对于睡眠的自信心不高，需要他人陪伴。胆怯型人格倾向者对他人的意见和观点非常敏感，很容易受到周围人的影响。他们觉得自己在很多方面都不如人，睡觉不如别人；对自己感到不满意，对自己的睡眠不满意，睡眠不好也常产生自责的情绪并且深深隐藏这样的情绪。

第三节 睡眠障碍心理治疗技术

一、现代临床心理治疗技术

（一）认知行为疗法（CBT）

1. 什么是认知行为疗法？

认知是什么？它是指一个人对某件事或现象的观点看法。不同的人对同一件事有不同的看法，而同一个人对同一事情也可能随时间变化产生不一样的观点看法。不恰当的认知往往会影响我们的身心健康。所谓不恰当的认知就是指歪曲的、不健康的、不合理的、错误的、消极的、过激的观念和思想，导致情绪障碍和非适应性行为。人的情绪往往来自他对所遭遇的事情的信念、评价、解释或哲学观点，而非来自事情本身。因此对于由认知不良造成的身心疾病，可以通过认知行为治疗来解决。

认知行为疗法由两部分组成：认知疗法和行为疗法。认知疗法是根据人们对于不同事物的认知过程，进而影响情感和行为的一种假设。矫正这些不合理认知，使情感和行为得到相应改变，得到正确的合理的"认知—情感—行为"，令三者和谐、协调和一致。这种疗法主要是通过改变对己对人或对事的看法与态度进而改变身心失衡的问题。行为疗法的理论基础是巴甫洛夫的条件反射原理，故又称为条件反射治疗，具体即通过一系列的行为训练来改善症状，比如失眠。

2. 认知行为疗法在睡眠障碍中的运用

临床上最常见的睡眠障碍是失眠，长期失眠会引起注意力下降、言语能力减弱、应变力和计划力降低等，对情绪和记忆能力产生重大影响，并导致身体的免疫机能衰退、原有疾病加重，影响身心健康。认知行为治疗主要是通过纠正患者关于睡眠的错误认识与不良情绪，建立程序化睡眠行为，从根本上解决导致睡眠障碍的问题，所以无论是何种因素引发的睡眠障碍均可采用认知行为疗法。对于失眠者来说纠正其对失眠的一些错误认识，正确对待失眠，可达到改善失眠者的不良情绪的目的，使得失眠得到好转。

CBT 治疗睡眠障碍的几种方法：

（1）认知疗法（cognitive therapy）

认知理论认为，人们的情感、行为及其反应均与认知有关，认知是心理行为的决定因素。通过纠正人们错误的认知，便可连带改善情感和行为。

睡眠障碍的人往往对睡眠有认知偏差，如不切实际的睡眠期望，对失眠原因的错误理解，对后果的放大。因而临近睡眠时就感到紧张、恐惧，担心睡不着，这样就更影响睡眠，形成恶性循环。

认知疗法就是帮助患者消除这些不合理的观念，减少对失眠的恐惧，重塑对睡眠的期望值。

（2）矛盾意象疗法

这种疗法的假设是患者在进行某种活动中改变了自己对该行为的

态度，态度的变化使得原来伴随该行为出现的不适情绪状态与该行为脱离。该方法的目的是降低患者与失眠等问题相关的焦虑。

该疗法要求患者尽可能地保持清醒，不要试图入睡，只是想象要保持清醒状态，以消除对不能入睡的恐惧。如果患者放弃了入睡的努力，而代之以保持清醒，不拒绝清醒，结果焦虑将得以缓解，入睡更易发生。大部分研究证实矛盾意象疗法，能够改善睡眠潜伏期的时间，延长总体睡眠时间，而且已被证实十分有效，但是没有被普遍采用。该疗法作为一线疗法时往往不能被很好地执行，相比来说，更适合于对其他治疗方法无效的人们。

（3）刺激控制疗法

刺激控制疗法是由 Bootzin 于 1972 年发明的。已被美国睡眠协会推荐为治疗入睡困难和睡眠维持困难的"标准的"治疗方法。基于失眠是对睡眠时间和环境的条件反射的原理。刺激控制疗法的目的是帮助患者重新建立上床与睡眠的关系来纠正入睡困难。是治疗失眠的方法中研究最多、最有效的方法，优于其他的认知行为疗法。单独应用时也很有效，主要用于入睡困难和睡眠维持困难。有研究表明，这种疗法能够将睡觉前的等待时间从 64 分钟降到 34 分钟。

其操作要点为：

①消除干扰，卧室仅用来睡觉和性生活，在其他的房间看书、看电视，只有在出现睡意时才上床。

②如果 15 ～ 20 分钟不能入睡的话就离开卧室，直到产生睡意时再回到卧室睡觉。可重复多次，整晚都要坚持。

③白天避免午睡或打盹儿。可以允许 15 ～ 20 分钟的休息。

④每天同一时间起床，而不论前一晚睡眠状况如何。目的是重塑

生物节律，因为起床时间对生物钟很重要。

需要注意的是身体状况不佳、易跌倒时不适宜采用刺激控制疗法。

（4）睡眠时间限制疗法

睡眠时间限制疗法指限制患者在床上的时间以达到最佳的睡眠效率。

一般在治疗开始前，使用睡眠日记记录患者两周的睡眠状况，估算总体的睡眠时间，把在床上的时间限制到平均估算的睡眠时间。床上的时间不得少于 5 小时，早晨应在同一时间起床。

睡眠效率＝实际总睡眠时间 ÷ 躺在床上的时间×100%

正常人的睡眠效率应该在 95% 左右。当睡眠效率超过 90% 时，患者在床上的时间应该增 15 ～ 20 分钟，一周评估一次。如果睡眠效率低于 85%，躺在床上的时间应该减少 15 ～ 20 分钟。老年人的睡眠效率往往偏低。已有证明该疗法能将睡眠潜伏期由 48 分钟降到 19 分钟，是比较有效的治疗方法，单独使用该疗法也能取得这样的疗效。

需要注意的是，在患有癫痫、双向障碍、异态睡眠（如睡行症）的时候，要特别小心，因为可能会加重疾病，不宜使用此种方式，同时睡眠限制也会增加患者白天的睡意，使得一些活动，比如开车变得不安全，应用训练时需要谨慎。

（5）放松疗法

放松疗法旨在降低患者脑部葡萄糖的高代谢，降低生理和心理唤醒水平，有效地降低自主神经的活动和骨骼肌张力，缓解焦虑。放松训练能帮助患者入睡，但本身并不能直接使患者进入睡眠状态。可用于暂时性失眠或慢性失眠症，通过放松精神和肌肉来诱发入睡，因此需要首先学会肌肉放松术，可通过握拳和松拳来体验放松术的感觉。在这些方法中，渐进式肌肉放松训练得到了最广泛的研究。它能够缩短睡眠启动时间，延长睡眠维持时间。但在白天社会功能缺陷较多的人身上疗效差，相对于刺激控制疗法和睡眠时间限制疗法效果要逊色一些。

一般放松部位顺序是先上后下，再先左后右，同时需先里后外，先慢后快，使全身肌肉放松。在放松过程中可默念"需要休息了""完全放松了""紧张消除了"等。这样有易于患者的放松和入睡。也是非常适合普通人日常养生练习的。

（6）睡眠卫生教育

对普通人进行睡眠卫生教育的目的是教给人们好的睡眠习惯，以提高睡眠质量。大部分人都会从良好的睡眠习惯中获益，同时应用其他认知行为疗法时更是如此。

在一项有81例被试者的研究中，与其他认知行为疗法相比，睡眠卫生教育能够更加显著降低在睡眠始发阶段的觉醒水平。通常是将该教育方法与其他认知行为疗法结合应用。

那么基本的睡眠常识有哪些呢？

①不要服用含咖啡因或尼古丁类的药物或食物，尤其是上床入睡前4～6小时。

②睡前4小时避免锻炼，日间有规律的锻炼有益于睡眠，但睡前锻炼却会干扰睡眠。

③晚餐不要过饱。

④吸烟会影响睡眠。晚上不宜饮酒。尽管酒精能帮助紧张的人入

睡，但在后半夜会使人容易苏醒。

⑤不要纠结自己是否在睡前思考问题。

⑥不要长时间午睡或避免午睡。定时休息，准时上床，准时起床。无论前一天晚上何时入睡，第二天都要准时起床。重塑生物钟节律。

⑦卧室温度适当，安静，光线尽可能暗。

⑧将钟表放到看不见的地方。减少因不停看表所引起的焦虑和愤怒。

以上这些睡眠卫生教育的小常识，能帮助我们培养良好的睡眠习惯，以提高睡眠质量。

（二）森田疗法

森田疗法是由日本的森田正马（1874～1938年）于20世纪20年代将隔离疗法、作业疗法、说理疗法、生活疗法择优组合而创立的一种整合性的心理疗法，即现代人们所称的森田疗法。此疗法在森田的继承者和后人的修改中也不断得到完善。在睡眠障碍、神经症、抑郁症、精神分裂症和心因性疾病等疾病治疗中均获得了显著效果。

森田疗法的实质是心身自然疗法，比如说对失眠听之任之或既来之则安之，把向内精神活动转向外部世界，打破精神交互作用，缓解睡眠问题。通过调整患者的应对方式和心态，来进一步地改善睡眠。

规范的森田疗法分4期实施：

1.静卧期。让患者卧于单人病房内，不让其看书、读报、会客、谈话、吸烟、饮酒等，除进食和大小便外一直安静地躺着，使患者心身疲劳得以休息、调整。此期一般先为4天，若疗效不明显可延长至

1 周，再无效可延长至 10 ～ 15 天，直至患者摆脱了痛苦，开始想参加活动的第二天转入第二期治疗。

2. 轻工作期。此期除卧床时间限制在 7 ～ 8 小时，白天必须到室外接触空气和阳光，晚上写日记，其余同静卧期。此期一般 4 ～ 7天，第二天起早晚让患者朗读，连续不断地干一些轻活，直至有希望做一些较重的劳动时转入第三期治疗。

3. 重工作期。根据患者身体情况随意选择各种重体力劳动和各种体育活动，并给予看书读报，使其培养对工作的持久耐心、自信、勇气和对工作的兴趣，睡眠基本改善。此期一般为 1 ～ 2 周。

4. 生活实践期。此期除不允许会见家属、亲友，不接电话外，其他活动是为回到实际生活做准备。总共 4 期约 6 周，睡眠基本正常。

森田疗法可以应用于住院、门诊、通信、集会等各种形式。

二、中医心理治疗技术

（一）中医心理 TIP 睡眠调控技术

1. 什么是"TIP 技术"？

TIP 技术全称为低阻抗意念导入疗法，是现代中医心理疗法之一，它是在心理治疗中体现中医整体论与辨证论治思想的同时，建立在低阻抗学说和意念导入学说的基础上，把中国的导引、气功疗法与西方的暗示、催眠疗法进行某种结合，通过言语和行为的诱导，使患者进入某种从清醒到睡眠这个过程的中间状态，将治疗者根据某种治疗需要构成的由言语和行为信息组成的"思想、理念、观念"（包括古今中外各种心理治疗方法和技术）导入给患者，最终影响到患者的记忆和内隐认知并达到某种心理治疗与康复作用的治疗方法。

低阻抗意念导入疗法由一系列"意念导入"的具体技术（TIP技术）所组成，构成了一个针对心理疾病治疗比较完整的技术体系。它是现代中医心理疗法的一种，所以也被称为中医心理TIP技术。

2. TIP睡眠调控技术

中医心理TIP睡眠调控技术即低阻抗状态下的睡眠调控技术，是一种专门针对睡眠障碍治疗的操作技术，具体操作分为六个方面。

（1）睡眠外归因剥离技术

在早期的TIP睡眠调控技术中，该项技术只有"睡眠－情绪剥离技术"一项。随着研究的深入发现，某些失眠常常由于其固有的人格特点引起某种情绪变化，或者常常归因于过去的某些事件或者现实引起。为了迅速改善睡眠症状，临床经验证明，可以采取把人格、事件、情绪或者其他睡眠外因素与睡眠进行短期剥离的手段进行治疗，也取得了较好的疗效，还能有效降低阻抗。因此，原来的单一的"睡眠－情绪剥离技术"演变为现在的"剥离技术"，使这种技术内容更加丰富，可以用于各种不同的情况所引起的失眠。

不可否认的是，睡眠情绪的剥离是重中之重，也是运用最为广泛的。个体对曾经体验过的情绪、情感、感受所形成的负性情绪记忆对于正常睡眠的破坏力是巨大的。遭遇灾难性事件、心理创伤或吸毒后形成的强烈情绪，会形成病理性记忆，甚至可能导致心理、精神疾病的发生，如焦虑、抑郁、创伤性应激障碍、成瘾等。北京大学第六医院陆林院士利用记忆的再巩固和消退理论，将记忆唤起和记忆消退联合应用，首创"非条件性刺激唤起－消退模式"，能在不损伤正常记忆的情况下，抹除恐惧、焦虑和药物成瘾等病理性情绪记忆，这相当于"删除"病理性记忆。他和团队研究发现，在患者特定的睡眠状态下（即慢波睡眠），干预其恐惧记忆的巩固过程，可以显著降低患者清醒后的情绪反应，从而消除恐惧的记忆，整个操作过程并不影响患者的睡眠结构与质量。

无论是"TIP情绪剥离技术"，还是"非条件性刺激唤起－消退模式"，其作用靶点都是负性情绪，负性情绪得以解决，睡眠问题也就有了治愈的基础。

（2）睡眠认知导入技术

睡眠认知导入技术源于"睡眠认知信息导入技术"，TIP睡眠调控技术早期只有前三项技术。后来随着研究的深入，发现在催眠状态或低阻抗状态中，采用"暗示性认知治疗"的原理效果更好。即可以针对患者所存在对睡眠的不同认知问题进行分析，纠正患者对睡眠各种症状的错误认知，导入合理的认知，用新的理念和行为代替过去不合理的理念和行为，逐步矫正患者对睡眠的非理性信念和认知。

关于睡眠问题的不合理认知千奇百怪，人人不一样，但都有着共同的规律。这些规律的发现，是我们的重要研究成果之一。正因为这样，我们的治疗效果才得到了大大提高。睡眠不合理认知在其他章节中均有涉及，在此便不多做赘述。

（3）睡眠环境适应技术

该项技术产生的基本观点是：患者在复杂的心理、生理、病理条件下，各种情绪反应使患者对外界的刺激如光线、声音、温度、湿度等外在的睡眠条件刺激过于敏感，对睡眠环境的适应能力降低，从而诱发失眠症状或疾病。因此，在某种状态下，增强其对睡眠环境的适应能力，便成为这种技术追求的目标。限于篇幅，这里不再介绍气功入静状态的诱导过程，只介绍其中"睡眠调控技术"的主要操作要点。

①常用的"睡眠环境适应诱导语"，如：

你已经进入了气功入静状态，在这种状态中，外面的声音刺激慢慢地离你越来越远，你感到越来越放松，越来越安静，周围的各种干扰慢慢地离你飘然而去，等等。

②进入"刺激—惊醒—安静—再入睡"诱导过程。在一般的睡眠状态下，一个较重的声音刺激很快会使人清醒，破坏其睡眠状态，并且难以恢复睡眠状态，对于睡眠质量差或患有失眠症的患者，这种刺激效应尤为明显。但在气功入静状态下，这种情况则很容易改变。我们在气功入静状态中，设计一个"刺激—惊醒—安静—再入睡"诱导过程，并且反复进行，最终使失眠患者完全适应睡眠过程中的环境刺激，降低了对睡眠条件的主观要求，增强了睡眠适应能力，改善了各种失眠症状。这个过程有以下程序：

预备程序：在低阻抗状态下进入上述第一个程序，即给予"睡眠环境适应诱导语"，让患者早有准备。这个程序可以进行 2 ～ 3 次。

刺激程序：即在患者进入低阻抗状态，甚至入睡状态后，出其不意地在其耳边或身边给予一个巨大的声音刺激。

惊醒程序：患者在突如其来的巨大刺激中突然惊醒，表现为眼睛突然睁开，甚至出现全身"惊动"状态，有的完全进入清醒状态。

安静程序：在患者清醒时，心理师要站在患者身边，用手掌盖在离患者的眼睛上方约 10 厘米的地方，给患者以绝对的安全感，并迅速给予新的诱导：

很好，你现在处在很安全的状态，请你轻轻地合上眼睛，你很快就会再一次放松下来，保持原来的气功入静状态，而且进入更深的入静状态。你很快就会睡下去的。

再入睡程序：在上述基础上，再一次进行诱导：

你是安全的，你很快又再一次入睡了。而且睡得越来越得越沉，无论什么干扰都不会影响你的睡眠了。

以上是一个完整的"刺激—惊醒—安静—再入睡"诱导过程，这个过程可以在一次完整的治疗过程中，也可以反复进行多次。

（4）睡眠信心增强技术

睡眠信心是一个全新的睡眠医学概念，国内尚未发现相关研究文献，国际上的研究资料也极为有限。2006 年，Ana Adan 和 Marco Fabbri 等人发表了睡眠信心量表和昼夜模式的文章，首先提出了"睡眠信心量表"，把睡眠信心研究提到重要的位置。2007 年，Charles M. Morin 等人发表的睡眠信念与态度不良的文章中，涉及了睡眠信心评价的 16 个条目的量表，用以评价睡眠信心。

程序 1：当患者被诱导进入入静状态过程中，或进入入静状态以后，进行诱导：

其实你的神经系统的功能是完全正常的，你看，现在一诱导你就很快进入了放松、安静和宁静的状态，说明你完全有能力排除一切烦恼的事物，安心睡眠的。

程序 2：在上述"睡眠环境适应技术"的各种程序应用之后进行诱导：

既然在睡眠过程中，如此巨大的刺激对你来说，你都能够很快入睡，你的神经系统的功能已经完全恢复正常了，你完全可以"先睡心，后睡眠"，你上床以后，会很快进入现在这种状态，很快会轻松入眠的。

程序3：在气功入静状态中，针对那些入静比较好甚至在入静中完全睡眠的患者，可以在诱导入静过程中或结束"收功"前进一步诱导：

很好，你能在这样的环境中入静甚至入睡，你的神经系统的功能已经完全恢复正常了，你以后在家中自己的床上入睡时会睡得更好，下一次的治疗会在今天的治疗效果上增加更好的治疗效果。

（5）睡眠体验技术

这个技术也可用于"早醒"和其他症状的对症治疗当中，且往往在其他治疗技术之后运用效果更好。

①异常睡眠体验分析技术

回忆第一次失眠的过程：让患者认识到第一次失眠或者后来失眠不断加重的过程是早期某些事件、某些刺激、某种过程带来的情绪引起的。

对过去失眠，充分再现当时的痛苦体验，激发患者强烈的治疗欲；同时建立一个新的人格与新的应对模式再次处理过去让患者失眠的情绪与事件等。这种直接的对象法会产生强烈戏剧性治疗效果。临床上除体验首次失眠以外，还会体验到昨晚的失眠，让患者更加深刻感触失眠之苦，这有利于后期治疗信息的植入。

②正常睡眠体验分析技术

在运用①的过程中，还可以导入"正常睡眠状态"的体验，即在各种刺激环境中也能够不怕干扰刺激，醒了以后还能够很快再次入睡，体验这种"正常睡眠状态"，不仅可以在患者的大脑皮层中留下

"正常睡眠状态"信息，还可以提高其信心，一举两得。

③将来正常睡眠预体验技术

提前体验治疗当晚回到家中正常睡眠过程，构成预治疗皮层信息影响，使患者逐渐明白睡眠相关的原理，懂得之前为什么失眠以及如何正确应对失眠。患者晚上回家后睡在床上，虽然可能有之前的干扰，但是自己信心十足，方法有力，很快就调整过来了，开始进入一个良性循环。

具体操作：让患者处在某种低阻抗心理身体状态当中，意念想象当晚合理睡眠时间的时候，调整好情绪，让自己心情平静下来，再躺到自己的床上去，闭上眼睛，体会在医院治疗过程中那种放松安静的情景，无论什么干扰都无所畏惧的信心，然后加以暗示性治疗。

又如针对早醒与睡眠维持障碍的患者，可以导入"再入睡"的体验。

通过当晚的睡眠，以后会睡得更香更深，因为睡眠已不再是生活的困扰了。根据患者首次失眠原因，可以再设计类似事件发生在将来，植入一个更加成熟自信的应对方式应对处理学习工作生活中的各种事件，就算是处理不好也不再会影响休息，就算偶尔失眠，也不再会像以前那么担心再失眠，不再会幼稚地夸大偶尔失眠的后果等。

（6）减停药物技术

相对于一般失眠的治疗，安眠药减药过程的干预有一定的特殊性。具体运用的技术和治疗流程如下。

①减药认知技术

长期服用安眠药的患者除对睡眠存在错误认知外，还对安眠药物的作用和减药过程存在错误认知。因此，减药过程中的意念植入性认知治疗在常规方法的同时重点要植入对安眠药物以及减药过程的错误认知的分析。针对迷信药物根治失眠症的患者，减药时先植入药动、药代、耐药性、依赖性等知识。一方面，让患者理解在睡眠上心理作用很可能大于药物作用；另一方面，让患者明白通过长时间服药已产生了耐药性，药物对睡眠的影响也很有限，更多的是一个安慰效应。

②减药替代技术

在减药过程中，用其他非安眠药或中药来替代安眠药，或者用中医心理治疗中的意念植入性行为疗法替代。这一步骤可以在导入认知后进行，即在减少药物的同时给患者一个行为替代方法，可能更容易被患者接受。

当然也有部分患者可以直接减药。从药物类别来讲，不同类的安眠药减药速度也不太一样，具体可以依据卫生部关于《精神药品临床应用指导原则》中安眠药减药的方法来进行。替代本身就是转移患者对药物的依赖性，使患者从药物的依赖转移到对医生心理治疗上来，最后通过治疗再转移到丰富的社会生活中去。

③减药对症技术

部分患者在减药过程中会有戒断反应，如果患者自知这一现象一般会恐惧这类不适反应。在治疗过程中，必须明确植入中医心理治疗带来的心身反应不等于戒断反应，让患者意识到有些症状是属于治疗过程人格重建时带来的正常反应，这也充分说明是有效果的表现之一，那么患者遇到有症状时就更加有耐心，而不会太焦虑恐惧。此外，还可以用中药、中成药替代对症治疗。

④在减停药物治疗中重点运用的技术

除以上介绍的专门应用于 TIP 减停药物治疗过程中的技术外，也要综合运用其他技术。由于减停药物过程的特殊性，有些技术要重点运用、反复运用，具体内容也与一般失眠的治疗有所不同，如结合睡眠信心增强技术运用的方法。

信心增强主要包括两方面的内容，即睡眠信心增强和治疗信心增强。睡眠信心在慢性失眠患者的治疗尤其是减药过程中起着极其重要的作用。服用安眠药物尤其是长期服用者或多或少对安眠药物产生了心理上的依赖，这种依赖从某种程度上也体现在依靠药物获得睡眠信心上，因此将药物减量到最终彻底不用药的过程中如何重建睡眠信心、巩固睡眠信心并维持睡眠信心起到了至关重要的作用。另外长期服用安眠药的患者多是通过各种办法减药均未获得成功的，他们的治疗信心也严重不足。对治疗信心的增强可以很好地降低阻抗，建立医生的合理权威性，提高疗效。

信心增强技术在整个治疗过程中要反复多次加以强调。可将整个治疗过程分为三大主要部分，对于敏感程度高的患者这也意味着可能三次就可以完成治疗，即初次治疗、中间治疗和结束治疗。对应着初次治疗要重建信心，中间治疗要反复巩固信心，而结束治疗要通过预期治疗等方法维持信心。

⑤治疗流程

初次治疗：初次治疗中主要运用睡眠环境适应技术增强抗干扰能力，信心增强技术建立关系，情绪—睡眠剥离技术将最初引起失眠的事件及负性情绪与睡眠剥离，减药认知行为治疗将药物减量，具体可以依据卫生部关于《精神药品临床应用指导原则》中安眠药减药的方法将药量减少50%。

中间治疗：运用信心增强技术对初次治疗后睡眠的改善进行细化

和强化以加强疗效，重点解决初次治疗后出现的问题，可综合运用各种对症处理方法。如果发现患者存在依恋型人格可进行睡眠人格剥离治疗，必要时进行完整的再成长治疗。在初次治疗的基础上继续运用减药认知行为治疗进行减药，药量减少25％。中间治疗可以进行1次或多次，其中的各种方法技术也可以反复运用，主要由治疗者根据患者的病情及其转归，和敏感性高低等来灵活掌握。

结束治疗：继续运用减药认知行为治疗进行减药，药量减少25％，即彻底减药。运用各种预期治疗的方法预防复发。

⑥注意事项

在减药停药治疗过程中既要了解安眠药可能产生的心理依赖症状，也要掌握不同种类安眠药可能带来的生理依赖的严重程度的差别。对于由减药停药带来生理反应较重的患者可在替代药物的基础上结合用TIP睡眠调适技术治疗。另外，如果失眠是其他疾病如抑郁症、焦虑症的一个症状，还要在减药的过程中考虑其他疾病的治疗。

综上，为了中医心理学术研究，进而整合后细分出的六大技术，以及具体每个技术包含的小技术，在中医心理临床上一般是在大原则的指导下综合应用，具体治疗内容与形式因人、因病而异，选择相应的技术使用，辨因、辨症、辨人是治疗的关键所在。

（二）五行音乐疗法

你可曾想过听一听音乐就能拥有好睡眠？你可能会疑惑，为什么自己睡前也听音乐甚至听白噪音，却完全没有体会到它的神奇之处？别着急，"催眠曲"里的学问大着呢。

众所周知，音乐疗法在心理治疗中运用广泛。实际上早在四千多年以前，古埃及人就在尼罗河边请来巫医用婉转甜柔的歌声为难产产妇催产。我国传统中医也有五音疗疾记载，《黄帝内经》最早提出"五音疗疾"理论，在世界医学史上最早确立具有易经系统观特色的声学医学理论框架。五音通过对"五脏"（肝、心、脾、肺、肾）产生一定作用，调解"五志"（怒、喜、思、忧、恐），从而达到治疗疾病的目的。《周礼·春官》中"皆文之以五声，宫商角徵羽"是关于"五声"的最早记载。《乐记》中有："乐至而无怨，乐行而伦清，耳目聪明，血气平和，天下皆宁。"《春秋·左传·昭公二十一年》："故和声入于耳而藏于心，心亿则乐。窕则不咸，槬则不容，心是以感，感实生疾。今钟槬矣，王心弗堪，其能久乎？"

除古代中医即有的"五音疗疾"，现代音乐疗法也发展迅速。1979 年，美国音乐治疗博士刘邦瑞教授应邀到中央音乐学院讲学，首次把欧美音乐治疗学介绍到国内，拉开了我国音乐治疗学科建设的序幕。目前为止，全国已有近 300 家医疗单位开展了音乐治疗，初步形成了音乐家、心理学家、医学家和其他专业人员组成的音乐治疗队伍，建立了全国性的学术团体、专门的教育机构、专业的音像出版和设备研制中心，可以说，一个覆盖全国的音乐治疗网络已初步形成。音乐疗法正在逐渐被越来越多的医家关注。

1. 中医五音内涵

要想运用五行音乐疗法治疗睡眠障碍，首先得了解五行音乐的作用原理，方能选择适合的音律对症下药。

《黄帝内经》记载"天有五音，人有五藏；天有六律，人有六腑"，又载：角为木音通于肝，徵为火音通于心，宫为土音通于脾，商为金音通于肺，羽为水音通于肾。于是便沟通了"五音""五脏"

和"五志"的内在联系。

"五音"源于五声，《周礼·春官》中"皆文之以五声，宫商角徵羽"是关于"五声"的最早记载。人的语声有很多，宫、商、角、徵、羽五个语声最具有代表性，朗读"五声"会有经络和脏腑相应震动。《黄帝内经·灵枢·邪客》认为人与天相对，天有五音六律，相应人有五脏六腑。天之五音对人之五脏，故言"天有五音，人有五脏"；天之六律对人之六腑，故言"天有六律，人有六腑"。

传统"五音"分为宫、商、角、徵、羽，也就是相当于今天简谱唱名中的1、2、3、5、6。若以某音为主音，其余各音围绕主音进行有序的组合与排列，便构成了特定调式的音乐。调式不同，对五脏气机产生的影响也不同。五行音乐疗法沿用五行学说做系统认知，以五行为中心，将自然界和身体有关的事物和现象按其属性、形态相类同，分别归纳成相互对应的五大类。对应五音，音乐所诱发的情绪可分为怒、喜、思、悲忧、惊恐"五志"，也可对应作五行分类：怒属木、喜属火、思属土、悲忧属金、惊恐属水。

角、徵、宫、商、羽分别作为主音，构成角调式、徵调式、宫调式、商调式和羽调式五种不同调式的音乐。不同调式音乐的声波振荡，对生物体内气的运动方式的影响，分别顺应木气的展放、火气的上升、土气的平稳、金气的内收、水气的下降。对人类脏腑的影响，则分别针对肝、心、脾、肺、肾五大系统。通过对气机和脏腑功能的影响，进而可达到优化心理状态、激发情感变化。而心理状态的优化与情感变化的适度，又可反馈性地调节相应脏腑的功能，这就是五行音乐疗法的原理所在。从而也就为辨证施药、对病选曲奠定了理论与实践基础。

2. 五行音乐的应用

《金峨房医话》谈到，宫音悠悠谐和，助脾健运，旺盛食欲；商音铿铿肃劲，善制躁怒，使人安宁；角音条畅平和，善消忧郁，助人入眠；徵音抑扬咏越，通调血脉，抖擞精神；羽音柔和透彻，发人深思，启迪心灵。

宫调类音乐。主要指以宫音（1—Do）为主旋律音调的音乐，其性冲和，具有悠扬沉静、敦厚庄重、典雅和谐等特点，给人以浓重厚实的感觉，代表乐曲如《秋湖月夜》《鸟投林》《闲居吟》《月儿高》《马兰开花》等。《类经附翼》云："宫音，五音之首。其声极长、极下、极浊。"宫调，为长夏音，在五行中属土，主化，主思，色黄，与人体脾与胃相通，有益于"脾藏意"，"脾主运化"具有健运脾胃、促进消化、旺盛食欲，促进全身气机稳定、滋补气血之功效；同时徐缓的宫调式音乐特别具备稳定感，适宜表现沉思、安宁，如二胡曲《良宵》《二泉映月》，歌曲《草原之夜》《军港之夜》，使人精神内敛，能够安定情绪，有稳定神经系统的作用。《晋书·律历上》云："闻其宫声，使人温良而宽大。"对于处于多思忧虑、多愁善感、甚感孤独之人，宫调类音乐能抒发情感，忘却不良思绪，令人心宽、恬静、敦厚，逐渐从忧虑、忧愁、孤独中摆脱出来。

商调类音乐。主要指商音（2—Re）为主旋律音调的音乐，其性清肃，具有铿锵有力、高亢悲壮、肃静嘹亮等特点，代表乐曲如《阳关三叠》《广陵散》《江河水》《高山流水》《黄河大合唱》等。《类经附翼》云："商音，徵所生。其生次长、次下、次浊。"商调，为秋音，在五行中属金，主收，主哀，色白，与人体肺与大肠相通，有益于"肺藏魄"，具有调节肺气的宣发和肃降，增强机体抗御疾病的能力，即"卫外功能"的功效，尤其是呼吸系统的机能可以得到加强，对于卫气不足、形寒畏冷者的效应也很好。商调类音乐最宜表达悲哀的情绪，如《哀乐》、黄梅戏中的《阴司腔》、民歌《小白菜》等。表现悲哀情绪的旋律线常用下行或螺旋式下行，作曲上称之为"叹息音调"，这与脏腑气机运行中的肺主降气是一致的，肺经的走向也是由上而下。《晋书·律历上》云："闻其商声，使人方廉而好义。"对于处于极度悲哀、悲痛欲绝、欲哭不止之人，商调类音乐能发泄内心郁闷，松弛悲伤情绪，令人心静、绪幽、清澈，逐渐节制悲哀，摆脱悲伤哀痛之情绪。

角调类音乐。主要指以角音（3—Mi）为主旋律音调的音乐，其性条达，具有悠扬舒畅、生气蓬勃等特点，代表乐曲有《草木青青》《绿叶迎风》《梅花三弄》《平沙落雁》《步步高》《行街》以及江苏民歌《一粒下土万担收》等。《类经附其》云："角音，羽所生。其声在长短、高下、清浊之间。"角调，为春音，在五行中属木，主生，主怒，色青，与人体肝与胆相通，有益于"肝藏血"，具有疏理肝气，促进体内气机伸展条达、舒畅情志之功效，故对肝郁不舒的诸种症状作用尤佳，诸如胁肋疼痛、胸闷、脘腹不适等。人愤怒时面红耳赤、怒发冲冠，是因肝主升气，气血沿肝经上行至头顶之故。我们可以从肝主升气，发怒时气血上行至头顶这一生理现象中找到脏腑与音乐的关联，即上行或螺旋式上行至高点的旋律可以表现愤怒（有一定速度）。《晋书·律历上》云："闻其角声，使人恻隐而仁爱。"对于处于极度愤怒、心中怒气不平的之人，角调类音乐能疏导发泄愤怒之情绪。

徵调类音乐。主要指徵音（5—So）为主旋律音调的音乐，其性火热、升腾、炎上，具有欢快、轻松、活泼、兴奋等特点。代表乐曲如《汉宫秋月》《百鸟朝凤》《喜相逢》《苏武牧羊》《花好月圆》《花节序曲》《金蛇狂舞》、板胡曲《红军哥哥回来了》、小提琴曲《新班之春》、歌曲《采茶舞曲》、民乐合奏《纺棉花》及湖南民歌《浏阳河》等，其曲调旋律激昂、欢快。《类经附翼》云："徵音，宫所生。其声次短、次高、次清。"徵调，为夏音，在五行中属火，主长，主喜，色红，与人体心与小肠相通，有益于"心藏神"，具有舒畅心气、养心守神、通调血脉、抖擞精神之功效，对心血管系统的功能有促进作用，对血脉淤阻的各种心血管疾病有较好的作用。《晋书·律历上》云："闻其徵声，使人乐善而好施。"对于处于极度暴躁与情绪急躁发火性烈之人，这类人争强好胜，办事稍有挫折又易灰心丧气，徵调类音乐能唤起奋进向上，缓和与克制暴躁情绪，调整心态，振奋精神。

羽调类音乐。主要指以羽音（6—La）为主旋律音调的音乐，其性如流水，具有清悠柔和、哀婉流畅等特点，代表乐曲如《昭君怨》《塞上曲》《胡笳十八拍》《渔舟唱晚》、小提琴协奏曲《梁山伯与祝英台》《小夜曲》等。《类经附翼》云："羽音，商所生。其声极短、极高、极清。"羽调，为冬音，在五行中属水，主藏，主恐，色黑，与人体肾与膀胱相通，有益于"肾藏志"，具有促进全身气机潜藏，补肾益精，补髓健脑之功效，尤宜于阴虚火旺、肾精亏虚、心火亢盛而出现的各种症状，如耳鸣、失眠多梦等。《晋书·律历上》云："闻其羽音，使人恭俭而好礼。"对于处于极度恐惧，绝望，对生活失去信心，屡遭挫折，精神受创伤的人，羽调类音乐能缓冲心灵创伤，松解紧张、恐惧及精神上的压力，使其重新理智起来，唤起对美好未来的希望。

3. 五行音乐应用参考列表

中医五行音乐的归类及各自代表曲目

	土乐	金乐	木乐	火乐	水乐
主音	宫音 （1—Do）	商音 （2—Re）	角音 （3—Mi）	徵音 （5—So）	羽音 （6—La）
调式	宫调， 宫调式乐曲	商调， 商调式乐曲	角调， 角调式乐曲	徵调， 徵调式乐曲	羽调， 羽调式乐曲
五行	长夏音， 五行属土	秋音， 五行属金	春音， 五行属木	夏音， 五行属火	冬音， 五行属水
五脏	通于脾	通于肺	通于肝	通于心	通于肾
五志	思	哀	怒	喜	恐
对气机的作用	促进全身气机的稳定，调节脾胃之气的升降	促进全身气机的内收，调节肺气的宣发和肃降	促进全身气机的上升、宣发和展放	促进全身气机的升提	促进全身气机的潜降
主要作用脏腑	中医脾胃功能系统	中医肺功能系统	中医肝胆功能系统	中医心功能系统	中医肾与膀胱功能系统
主要功效	养脾健胃、补肺利肾、泻心火	养阴保肺、补肾利肝	调节肝胆疏泄、疏肝解郁	养阳助心、振作精神	养阴、保肾藏精、助肝阴、泻心火、安神助眠
适用证候	脾胃虚弱，饮食不化、恶心呕吐、消瘦乏力、神衰失眠等	肺气不足、自汗盗汗、咳嗽气短、头晕目眩、悲伤不能自控等	肝气郁结、胁胀胸闷、食欲不振、性欲低下、月经不调、胆小易惊、心情郁闷等	心脾两虚、神疲力衰、心悸怔忡、胸闷气短、情绪低落、形寒肢冷等	虚火上炎、心烦意乱、失眠多梦、腰膝酸软、性欲低下、肾不藏精、小便不利等

续表

	土乐	金乐	木乐	火乐	水乐
曲调特点	典雅、柔和、流畅，敦厚庄重，犹如大地蕴含万物、辽阔宽厚	高亢、悲壮、铿锵有力、雄伟	舒展、悠扬、深远、高而不亢、低而不臃，春意盎然，生机勃勃	轻松活泼、欢快、旋律热烈、如火焰跃动，热力四射	清幽柔和、苍凉柔润，清澈光彩，如天垂晶幕，行云流水
代表曲目	《秋湖月夜》《鸟投林》《闲居吟》《月儿高》《马兰开花》《良宵》《二泉映月》等	《阳关三叠》《广陵散》《江河水》《高山流水》《黄河大合唱》等	《草木青青》《绿叶迎风》《梅花三弄》《步步高》《行街》《平沙落雁》等	《汉宫秋月》《百鸟朝凤》《喜相逢》《苏武牧羊》《花好月圆》《花节序曲》等	《昭君怨》《塞上曲》《胡笳十八拍》《渔舟唱晚》《梁山伯与祝英台》《小夜曲》等

传统中医学的理论中，辨证论治始终是第一要义，因证施治，才能有效发挥音乐特有的生理、心理效应。

第五章　睡眠与疾病

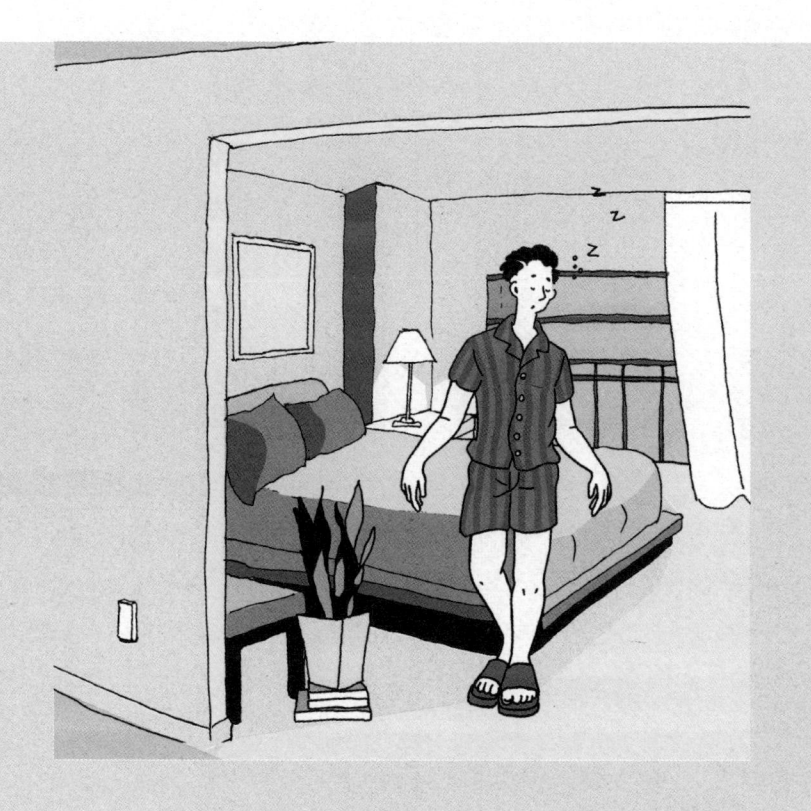

　　睡眠质量与人体健康密切相关，睡眠质量决定生活质量。如果睡眠不佳，会产生健康问题，甚至发展为疾病，其中常见的如失眠、睡眠呼吸暂停综合征，一些少见睡眠疾病如发作性睡病。另外，身体健康与否也会影响一个人的睡眠，如慢性疼痛、呼吸不畅、咳嗽、尿频等都会导致睡眠问题。

第一节 睡眠与脑血管疾病

睡眠虽然与整个身体的状态有关，但大脑皮层功能的抑制应该是睡眠过程的启动因素，同时，睡眠过程又有利于保护大脑功能。持久的睡眠障碍，必然与情绪一起共同影响大脑的功能，特别是脑血管功能，这其中影响较大的常常有脑卒中、痴呆和头痛等相关疾病，这些疾病常常与睡眠障碍互相影响。

一、睡眠与脑卒中

睡眠障碍是脑卒中后常见并发症之一，据报道其发病率为76%～82%。脑卒中和睡眠互为因果，睡眠障碍（包括睡眠障碍性呼吸异常、运动障碍及睡眠异常）与并存的脑血管疾病密切相关。对睡眠障碍的治疗不仅可以改善睡眠相关症状，也可促进脑卒中的恢复。

研究表明，出血性脑卒中患者较缺血性脑卒中患者更易发生睡眠障碍；而在缺血性脑卒中患者中，前循环缺血患者较后循环缺血患者更易发生睡眠障碍。脑卒中患者伴有睡眠障碍主要表现为：入睡困难、早醒、睡眠倒错等。睡眠障碍可以影响脑卒中患者神经功能的恢复速度和程度，同时也极大地增加了脑卒中再次发生的可能性，因此，在帮助脑卒中患者恢复神经功能的同时，更要关注睡眠障碍给患者带来的潜在影响。

脑卒中患者出现睡眠障碍的原因有可能与患者的病灶部位、基础疾病、心理负担等方面有关。其发病机制比较复杂。

失眠是脑卒中患者常见的精神症状，诊断标准为至少存在以下四种症状之一：入睡困难、持续睡眠困难、早醒和非恢复性睡眠。其发病率为 20%～56%，发病率随中风时间延长有所下降，急性期发病率较高，老年人、妇女发病率相对较高。失眠同时会降低脑血管反应性，增加首次卒中患者的死亡率。

嗜睡症是脑卒中后常见的并发症，表现为白天过度嗜睡、白天小睡增多或夜间睡眠时间延长。有研究显示，丘脑卒中患者较易出现嗜睡及总睡眠时间延长，可长达 20 小时，同时伴有认知、记忆、注意力缺陷。

研究表明，睡眠障碍例如失眠和睡眠呼吸暂停与脑卒中风险和脑卒中恢复有关，因此建议脑卒中或短暂性脑缺血发作患者进行睡眠障碍筛查。临床上也有大量案例表明，长期睡眠障碍，可能会伴随焦虑、抑郁情绪一起构成引起脑卒中的风险。

二、睡眠与痴呆

随着人们年龄的增大，人的睡眠模式会发生改变，包括：总睡眠时长与效率的降低、睡眠片段化的增加、入睡困难，快速动眼睡眠与慢波睡眠时长的降低。这些可能导致老年痴呆症（阿尔茨海默病）以及其他类型认知功能障碍的发生。

1. 失眠

在一项中年群体（平均47岁）的横断面研究中发现，失眠与认知功能恶化相关。另外一项回顾性队列研究显示，临床诊断为失眠或长期服用安眠药的老年患者，3年随访期内发生痴呆的风险是无失眠人群的2倍。

2. 睡眠质量

老年人常有睡眠质量方面的抱怨，近一半老年人（≥55岁）有入睡困难、易醒方面的问题。研究提示：睡眠障碍患者发展为认知障碍的风险是没有睡眠障碍患者的2～4倍。一项社区内老年群体的研究显示，睡眠质量差的个体，工作记忆、注意定势转移以及抽象问题的解决能力更差。另一项横断面研究显示，入睡困难的患者，口头知识、长期记忆、视觉空间推理能力降低。另外还发现，规律性入睡困难或易醒的女性，整体认知能力得分较低。

3. 睡眠时长

睡眠时长可能是预测老年认知功能变化的因素之一。相比于每天7～9小时的正常睡眠时间，超过1/3的成人存在规律性睡眠时长的降低或增加，研究发现睡眠时长的延长与缩短均与认知能力的降低相关。

4. 白天过度嗜睡

白天过度嗜睡的现象，影响20%～30%的老年人群。该现象可以由睡眠呼吸紊乱、不良睡眠习惯、肥胖、心血管疾病、抑郁等原因引起，而这些原因均有可能增加认知功能障碍的风险。一些前瞻性研究也显示：白天过度嗜睡与认知障碍以及痴呆风险的增加相关。

5. 昼夜节律紊乱

昼夜节律紊乱（日夜颠倒）是指24小时生物节律周期的改变，并能够调节一些生理进程，包括睡眠。昼夜节律紊乱可能通过依赖睡眠与不依赖睡眠的途径，潜在影响认知功能。日夜颠倒与老年性痴呆的严重程度相关，昼夜节律越差以后越容易发展为痴呆。

6. 睡眠呼吸紊乱

睡眠呼吸紊乱是一种睡眠期间出现的，以异常呼吸模式为特征的疾病，典型症状包括："呼吸暂停（停止呼吸）"与"低通气（浅呼吸或呼吸强度降低）"。常见于老年男性群体，近17%的老年男性（50～70岁）以及近9%的老年女性（50～70岁）有中度到重度的睡眠呼吸紊乱症状，并且近60%的群体有轻度睡眠呼吸紊乱症状。

与正常人相比，存在睡眠呼吸紊乱的人认知功能较差。前瞻性研究显示：在社区老年男性中，轻中度睡眠呼吸紊乱与3年内认知功能下降相关；在社区内的老年女性中，睡眠呼吸紊乱与5年内轻度认知障碍以及痴呆风险增加相关。

睡眠障碍是指睡眠的始发和维持过程发生障碍，导致睡眠时间质量不能满足个体的生理需求，并且影响日间的功能。睡眠障碍的类型包括失眠、觉醒增加、清晨早醒、白天嗜睡、睡眠时间过长过短，及睡眠呼吸暂停等。

此外，研究发现在深度睡眠（慢波睡眠）花更少时间的人更可能有脑细胞损失。慢波睡眠对于处理新的记忆和记住事实是非常重要。随着年龄增大，人们往往在慢波睡眠花费更少的时间。脑细胞的损失也与阿尔茨海默病和老年痴呆症有关。

三、睡眠与头痛

　　睡眠障碍与头痛，常常可同时见于同一个患者，虽然已经证实睡眠障碍和头痛关系密切，但是睡眠在头痛的发生发展过程中所起的作用却是复杂和难以确定的。

　　睡眠障碍的患者大多伴随头痛，有的人前一晚未能得到充分休息，甚至只是少睡了半个小时，第二天就有可能被头痛的阴霾所笼罩，这种头痛称为睡眠相关性头痛。常见的睡眠相关性头痛包括：偏头痛、紧张性头痛、丛集性头痛。其中临床上将近一半的偏头痛是由于睡眠紊乱所诱发和加重的，偏头痛患者如果在睡眠中被叫醒，或者由于某些原因导致睡眠中断，都会出现偏头痛复发的情况。反之，当头痛频繁发作时，也会影响睡眠质量，进而加重头痛，产生恶性循环。

　　实际上，无论是睡眠障碍还是头痛，压力和应激都是其产生的基本因素。头痛作为睡眠障碍继发的躯体症状之一，与患者对睡眠持有的期待得不到满足有关，可以被视作躯体的一种自我防御，通过疼痛提醒大脑需要休息。而这类头痛，大多数人在日常生活中可能深有体会——获得充分休息后头痛往往就烟消云散。

│　第二节　睡眠与精神、心理疾病

　　睡眠与精神、心理疾病似乎是一对孪生兄弟，常常相辅相成。各种重性精神疾病与睡眠有关，睡眠障碍既会导致这类疾病，而这类疾病也往往伴随睡眠障碍的发生。

▉　一、睡眠与精神分裂症　▉

　　精神分裂症是一组病因未明的精神疾病，多起病于青壮年，常有感知、思维、情感、行为等多方面的障碍和精神活动不协调，病程多迁延。睡眠障碍往往是精神分裂症的先兆症状和伴随症状，睡眠质量的好坏也常常影响病情的转归。

　　健康成年人的睡眠结构较稳定，不易觉醒，睡眠周期完整，NREM 睡眠、REM 睡眠参数较恒定，而精神疾病（如精神分裂症、抑郁症、躁狂发作、双相情感障碍、睡眠障碍等）患者的睡眠脑电图会发生不同的改变。临床研究证明，精神分裂症患者会出现典型的睡眠脑电图的改变。精神分裂症患者睡眠脑电图改变的研究主要集中在睡眠结构、SWS、睡眠纺锤波的变化，同时还有一些研究者研究了精神分裂症患者 REM 睡眠、K 复合波和睡眠 δ 波的变化。

　　精神分裂症患者睡眠结构的改变，多数研究结论基本一致。精神分裂症患者的睡眠总时间减少，睡眠潜伏期延长，觉醒次数增多，睡眠周期紊乱，睡眠各期频繁交替，睡眠模式变化较大，SWS 减少，睡眠效率下降，REM 潜伏期缩短，REM 时程延长，REM 比例增加。但也有部分研究认为，精神分裂症急性期患者的 REM 睡眠减少可能与研究对象的疾病状态和样本量有关。睡眠结构改变的具体调节过程目前尚不明确。精神分裂症患者的睡眠结构紊乱提示其神经调节功能的紊乱影响了中枢神经系统在睡眠中的正常修复过程，从而不利于临床症状的恢复。

作为精神分裂者的家属，了解以上知识，对于患者的观察是非常重要的，对精神分裂症的具体识别和诊断还是应该到精神专科医院进行鉴别和治疗。

二、睡眠与双相情感障碍

良好的睡眠有益于身体健康，还能在情感上给人带来舒适的感觉；与此相反，睡眠紊乱能诱发情绪波动。因此，对于有双相情感障碍的人而言，睡眠障碍问题往往诱发疾病的发作。

另外，睡眠障碍还是双相情感障碍的重要症状之一。根据流行病学调查显示，双相情感障碍的人，往往有睡眠问题。70% ～ 99% 的双相情感障碍患者都经历过睡眠问题，睡眠问题在双相情感障碍患者的各个时期都普遍存在，而且在同一疾病的时期还可能存在不同的睡眠问题，比如入睡困难、早醒、睡眠浅。

睡眠问题在双相情感障碍的疾病间歇期仍然普遍存在，在疾病间歇期的双相情感障碍患者有一部分存在着认知受损，这些患者虽然情感症状得到较好控制或完全缓解，但与健康对照组相比他们注意分散，语言记忆、语言流畅性、解决问题能力等认知功能均较正常人差。通过临床观察研究发现，这些认知受损的患者均承受着睡眠质量差和亚临床的抑郁情绪，因此双相情感障碍疾病间歇期的睡眠质量差是患者认知受损的重要原因之一。

除此之外，睡眠还可以帮助识别双相高危人群，预测双相情感障碍病情变化。

临床常常发现，当双相情感障碍的患者处在抑郁发作过程的时候，其睡眠似乎好转，甚至出现嗜睡的情况；而当其处在躁狂发作期的时候，常常表现为失眠、早醒、情绪亢奋、话语增多等表现。即使其他的躁狂症状经过治疗改善以后，如果睡眠状况依然出现失眠症状呈现正常和异常的交替变化，也应该引起注意，可能疾病并没有真正治愈。

三、先失眠，还是先抑郁

许多抑郁症患者伴随明显的睡眠紊乱，在临床上大部分表现为失眠，这一类患者就需要去医院看精神科或心理科医生。在现实生活中，许多患者害怕到精神科或心理科就诊，怕被扣上"精神病"的帽子，其实，这实在是一种不必要的顾虑，而由此带来的不及时就诊只会耽误病情。上述疾病如果没有得到有效的治疗，其失眠症状也往往难以控制。当然，失眠症的有效控制，会大大减轻患者的痛苦，提高患者的治疗信心，从而也会对抑郁症的治疗起到积极的作用。

区别抑郁情绪障碍还是失眠，主要是了解患者这两个问题出现的先后。如果是抑郁情绪出现在前，同时伴有睡眠紊乱，一般考虑是抑郁症。抑郁症的睡眠问题有如下特点：通常早醒或睡眠时间缩短，如入睡后在凌晨 2：00 ～ 3：00 醒来，醒来后难以入睡，或者比平时醒来的时间早 2 ～ 3 个小时。如果最早出现单一的失眠症状，长期没有得到及时、合理的治疗，变成慢性失眠，也会出现情绪低落、对兴趣下降等抑郁症表现，这种情况就应该考虑为失眠伴有抑郁症。

临床上，许多患者在长期失眠后可能伴有抑郁症状，在治疗其抑郁症状后，失眠症状也能随之消失。

四、梦魇的产生

梦魇又称恶梦、噩梦、卒魇、魇不寐等，是指睡梦中惊叫或幻觉有重物压身，不能动作，欲呼不出，恐惧万分，胸闷如窒息状，梦境内容恐怖可怕，惊醒后常因梦境强烈而伴严重焦虑与恐怖状态，属中医神志病范畴，现代医学亦称为梦中焦虑发作。梦魇的发生与体质虚弱、疲劳过度、贫血、血压偏低等躯体因素以及抑郁、生气、发怒等情志因素有关。

梦魇常常与一个人的人格心理素质关系比较大。梦魇实际就是个体对压力或重大生活事件所产生焦虑或恐惧心理在睡眠状态下的反应。防治方面，首先应注意加强营养，增强体质，防止过度疲劳，医治贫血，避免抑郁、生气、发怒等不良情绪。此外，还可采用中医导引法，具体方法为屈大拇指，用其余四指向内握住大拇指，尤其是入睡时要养成习惯，常做不懈，可逐渐减少梦魇的发作。梦魇作为焦虑或恐惧综合征的一个症状，在治疗上，不但需要解决心理问题，还需要从睡眠医学的角度来对待。广安门医院孙书臣副主任医师指出，梦魇是一个普遍存在且独立的睡眠疾病，应该到综合性医院或中医院的睡眠医学专科进行治疗。

五、"我家有个夜哭郎"

有些婴儿一到晚上就开始啼哭不止，甚至通宵达旦不眠不休，老人常称这类孩子为"夜哭郎"。其实，小儿夜半哭泣，医学上称为夜啼症，又称夜惊症。夜啼时间久了，不但会影响家长的工作和学习，而且会影响小儿的健康。那么夜啼是怎么产生呢？在生理上，多与饥饿、口渴、太热、太闷、尿布潮湿、白天过度兴奋等有关；病理上，多见于发热、佝偻病、蛲虫病、骨和关节结核，或经常鼻塞，扁桃体过大妨碍呼吸等。

中医认为，本病主要因脾寒、心热、惊恐所致。脾寒是指由于孕妇本身的虚寒体质，所以诞下的胎儿先天禀赋不足；或因为孕妇平时偏爱生冷的饮食；或者在护理小儿的过程中，不慎使小儿腹部着凉，出现气机不利，入夜后，小儿因为肚子疼所以啼哭。心热，是指孕妇脾气急躁，或平时喜欢烧烤辛辣香燥的饮食，影响了腹中的胎儿，出生后喝母乳，加重了体内的蕴热，导致心火上炎，积热上扰，从而引起了夜啼。惊恐是因为小儿心气怯弱，智慧未充，如果看到异常的东西，或听到特异的声响，容易惊恐，所以出现了夜啼。

要使婴儿半夜啼哭现象消失或减少，首先要针对原因：由疾病引起的应该积极治疗。除去疾病的影响外，经常出现夜啼的小儿，往往自身存在着一定的焦虑情绪。如果家庭成员不和，引起母亲长期的心理紧张、不安，婴儿也会感应到，从而出现夜啼。如果家长对婴儿管得太多，说话声音太响或者平时以凶狠的目光注视小儿，也会使婴儿心理紧张、情绪不稳定、心神焦急而造成半夜啼哭。另外，如果白天过分兴奋或受到了强烈的刺激，小儿到了晚上也容易从梦中惊醒而哭吵。虽然婴儿可能还不会说出梦中遇到了什么可怕的事情，但是白天的恐惧场景有时也会在梦中呈现。

对那些由于白天过度兴奋而出现半夜啼哭的孩子来说，可以尝试"沉默疗法"，即白天少对婴儿讲话，换成默默无语的笑和婴儿接触，从而使原先由于受到过分照料而导致高度紧张的婴儿镇定下来。另外作为家庭成员需要避免发表一些可能引起母亲焦急不安或者抱怨婴儿无故啼哭的话，不妨换作体贴母亲及婴儿的语气这样可以使二者的紧张情绪得到放松，半夜啼哭的现象也会逐渐好转甚至消失。

六、"我为什么一出差就失眠"

经常出差，尤其是经常到国外出差的人，一般经历过"倒时差"的折磨。时差反应是一个快速跨越多个时区后产生的睡眠障碍。美国睡眠医学会定义时差反应是跨越了至少两个时区后产生了晚上失眠或白天嗜睡的症状，还包括功能损伤和全身不适。时差反应出现症状，比如疲倦、头疼、脱水、失眠或者注意力低下等，这些痛苦都是因为身体和大脑试图重新调整 3 ～ 12 个小时。这种时区所造成的时差反应可能会发生在海外和着急飞行，它的影响更多取决于所跨的时区程度和飞行速度。

运动员一般不存在时差问题，他会提前到达目的地进行训练。距离远的国家早点去就可以早一点开始训练，改变训练计划，提前进行时差训练，同时他们也有一些放松训练、自我催眠训练等。

总而言之，对运动员来说，这种时差反应已经提前解决掉了，而恰恰是普通人，特别是那些出国的人，远途的人，常常会产生一些时差反应而又无法解决，因为不能提前训练。在这种情况下，对于常常出远途、长途出差或者出国的人倒是需要进行一些自己的训练，比如说在出发之前进行一些放松训练，练放松功和自我催眠，或者做瑜伽训练，这些都有助于尽快适应时差的变化。

另外，在出发之前或者出发的过程当中进行一些饮食的调整，比如调整用餐的时间，在飞机上或者在这之前，用目的地的时间规律来吃午餐、晚餐和早餐，同时对一些食物的结构进行调整。建议摄入一些高蛋白、低热量和含有少量饱和脂肪的肉类，蛋白质可以提供能量，少量的卡路里和碳水化合物可以降低脂肪肝，当然还可以提前做些功课，比如要到哪里去，动身之前提前吃一些当地饮食，习惯一下，既可以从胃肠道这个角度去适应，同时也是一种暗示作用。

在飞机上，可以做一些心态的调整和适度的运动，而不是总是在飞机上睡觉，比如多喝水就是一个办法。多喝水有几个作用，一是保持身体的水分，二是增加代谢和排泄的次数，在这个过程当中也能够阻挡你不断地睡觉。这样一系列的调整以后，如果你还是不能适应，还有一些时差反应，甚至剧烈的时差反应，那么就要采取一些措施，比如服用褪黑素。另外，去到了一个目的地以后，应该让自己去一些能够迅速提起兴趣的地方，让自己保持一定的运动量，比如参观当地的人文景观、自然景观和进行其他的一些活动安排。这样，当在放松状态下适应了这些活动之后，你的状态可能反而容易改变。

　　总而言之，时差反应强烈程度也从某种程度上反映了一部分心理素质，往往第一次或者某一次出差后出现的强烈反应在大脑皮层中留下了深深的记忆，也必然留下与这些痛苦记忆相对应的内隐认知与内隐情绪，从而在出差之前就有强烈的恐惧心理与各种抵抗措施。时差反应比较强的人要多进行身体和心理训练，最好在平时就加强一系列的训练，让自己有充足的睡眠，又有精力去运动、观光，这样才能使自己保持一个比较好的状态。

第三节　睡眠与消化系统

一、胃不和则卧不安

胃不和，是指胃病和胃肠不适；卧不安就是睡眠障碍，表现有入睡困难、睡眠不深、易惊醒、醒后不易入睡、夜卧多梦、早醒、醒后感到疲乏或缺乏清醒感等。睡眠障碍对消化系统有很大的影响，主要是通过影响人体内的激素水平，进而影响消化器官的功能。睡眠障碍会导致大脑皮层的功能失调，从而引起迷走神经兴奋、肾上腺皮质激素分泌亢进、胃酸分泌增多，此时胃黏膜变薄，容易发生溃疡以及浅表性胃炎。反之，良好的睡眠能促进消化系统疾病的恢复。因此在治疗化系统疾病时，须调整患者的睡眠状况来促进健康恢复。

二、这些常见病症你有吗

（一）睡眠性胃食管反流病

此病又称为夜间胃食管反流，以在夜间睡眠时胃内容物反流到食管为特征，属于"与心身疾病相关的睡眠障碍"中的一种，症状包括胸骨后疼痛、烧心反酸、呃逆、出血等，其中烧心反酸是典型症状。一方面，夜晚睡眠中的烧心反酸症状会影响睡眠；另一方面，睡眠障碍如睡眠呼吸暂停，也会影响消化系统诱发胃食管反流症状发生。

对于轻症患者，生活方式的改变是药物治疗的基本前提。如夜晚睡眠时将抬高床头 15～20 厘米，这样可有效减少夜间胃食管反流；另外，患者在睡前 3 小时内应避免饱餐，同时减少巧克力、浓茶、咖啡等食物的摄入，患者经过改变生活睡眠习惯，胃食管反流的症状就能减轻。当通过改变生活方式不能有效改善反流症状时，可选择药物治疗，如 H2 受体阻滞剂、质子泵抑制剂、促动力药、黏膜保护剂。运用中医治疗时，可在辨证论治方剂中适当加入制酸止痛的乌贼骨、瓦楞子等，还有行气药物如莱菔子等。

（二）消化性溃疡

消化性溃疡是指发生在胃和十二指肠部位的慢性溃疡。一方面消化性溃疡会影响睡眠，导致多种睡眠障碍的发生，例如夜间疼痛（消化性溃疡症状之一）会影响睡眠；另一方面，睡眠障碍也可以引发消化性溃疡的产生或者加重，长期的睡眠不足或者睡眠紊乱，尤其是彻夜失眠，容易诱发消化性溃疡的发生。

因此，保持充足良好的睡眠有利于预防消化性溃疡的发生以及促进溃疡康复，而抗抑郁药的使用，既可以改善情绪状态和睡眠，又可改善消化性溃疡。当患者同时有失眠、焦虑和消化性溃疡症状时，合理地使用镇静安眠药，可以通过改善睡眠质量进而改善焦虑和溃疡症状。使用中医中药治疗时，采用解郁安神、和胃理气类方剂，也可同时配合针灸。

第四节　睡眠与呼吸系统

一、半夜睡觉总被憋醒

　　人在睡眠时的呼吸和在清醒状态时不同，在非快速眼动睡眠期时，大脑的兴奋传入逐渐减少。非快速眼动期睡眠的第一期、第二期也被称为浅睡眠期，此时人的呼吸会呈现周期性的变化，大约持续10～20分钟。当人体进入深睡眠期，也就是非快速眼动睡眠的第三期、第四期，呼吸就变得规整，并且每次呼吸的换气量会减少，此时气道阻力也会增加。当人进入快速眼动睡眠期，呼吸变快，速度及速率变得不规则，导致缺氧或二氧化碳上升，上呼吸道的阻力也在此时最大，肺的通气量将会减少四分之一，血氧饱和度和动脉氧分压也随之下降，此时容易出现中枢性呼吸暂停或者通气过度。

　　在睡眠的时候，如果经常出现被憋醒的情况，大多数都是由于阻塞性睡眠呼吸综合征引起。这种疾病是一种原因还不是很明确的睡眠疾病，主要表现为在夜间睡眠打鼾，或者伴有呼吸暂停，往往在白天的时候，会出现嗜睡，没有精神。如果反复出现这种情况，很容易引起缺氧，也有可能会导致高血压、冠心病、糖尿病，还会引起心脑血管疾病。不仅会严重影响到健康，还会影响到正常的生活，如果比较严重的情况下，也容易在夜间猝死。

二、你不知道的睡眠呼吸危害

打鼾可能导致中风！

睡眠呼吸暂停综合征，是一种人体在睡眠时口、鼻呼吸停止 10 秒或以上的睡眠障碍，常见于上呼吸道阻塞，常有伴随症状如打鼾，本病分为三种类型：（1）中枢性睡眠呼吸暂停，此时无上气道阻塞，但口鼻呼吸气流和胸腹部的呼吸运动消失；（2）阻塞性睡眠呼吸暂停，此时上气道完全阻塞，且呼吸气流消失，但胸腹呼吸运动仍存在；（3）混合性睡眠呼吸暂停，前两种呼吸暂停症状可见于同一患者。患者常伴有睡眠缺陷和日间疲劳，随着病情进一步发展，患者可能出现高血压、心律失常甚至脑血管意外等。患者人群中高血压的发生率高达 45%，这类患者高血压病因多与睡眠呼吸暂停相关，治疗时应找出病因，并监测血压，此时患者选择侧位睡眠更有利于呼吸畅通。

脑卒中以前多发生在老年人身上，但是现在年轻患者也越来越多见。睡眠呼吸暂停综合征，也就是老百姓所说的打鼾，是造成此病的一个重要原因。特别是还有一些人出现了二次中风，更应该查找病因。打鼾的人脑中风发病率要比不打鼾的人高出几倍，绝不能忽略这一危险因素。千万不要等出现了中风再去治疗，早治疗打鼾是预防中风出现的重要方法之一。

　　睡眠呼吸暂停综合征患者，肥胖者居多。二者可能互为影响，前者可以引起肥胖，肥胖也容易导致该病发生。因此，对于由于肥胖导致的睡眠呼吸暂停综合征，最根本的治疗方式仍然是生活方式调整。减少饮食，少吃辛辣味重的食品，增加运动，控制体重，效果更好！

第五节　睡眠与免疫系统

一、睡眠力＝免疫力

睡眠与免疫之间存在着相互作用。比如日常生活中，感染会使我们感到疲劳，并增加睡眠欲望，因此，人们通常推荐"睡个好觉"，以作为治疗传染病的"最佳药物"。良好的睡眠可以促进免疫系统的功能，而不良的睡眠会对机体的免疫系统有破坏作用。睡眠障碍还会导致免疫系统自我耐受的失调，引发一些自身免疫性疾病。睡眠不足还会导致自然杀伤细胞的减少。

宾夕法尼亚大学的研究人员试图利用果蝇模型回答这个问题，他们进行了两个相关的研究来检测睡眠对感染后康复和生存的影响。在第一份研究报告中，研究人员采用了比较传统的方法，也就是对果蝇进行睡眠剥夺之前，利用黏质沙雷氏菌和铜绿假单胞菌来感染果蝇。睡眠剥夺的果蝇及未实施睡眠剥夺的对照组，均在感染后显示睡眠增加现象，研究人员将其称为"急性睡眠反应"。结果出乎研究人员意料的是，被剥夺过睡眠的果蝇居然存活率更高。研究人员发现感染后，实施过睡眠剥夺的果蝇比未实施睡眠剥夺的果蝇睡眠时间更长。而感染是在实施睡眠剥夺之前还是之后，其实验结果差别不大。实验表明，感染后果蝇睡眠时间长短与存活率成正比。而剥夺睡眠的果蝇如果感染后，继续剥夺睡眠，其存活率下降十分明显。因此感染后睡眠时间的长短对被感染果蝇的存活十分重要。

美国佛罗里达的达比教授研究团队曾对 28 名人员做了一个自我催眠术的试验和研究。在这 28 名人员被自我催眠一段时间后，研究人员给他们进行了一个血液的检测，结果发现这 28 名人员的 T 淋巴细胞和 B 淋巴细胞都显著提高。T 淋巴细胞和 B 淋巴细胞是免疫力的主力军，如果这两种免疫细胞数量得到提升，那么人的免疫力也就增强了，从而可以抵御各种疾病。所以有了充足的睡眠，就可以提升 T 淋巴细胞和 B 淋巴细胞的数量，从而提高人体的免疫力。因此，通过催眠术或者改善睡眠的方法来治疗那些免疫力下降或者免疫力缺陷的患者，在临床中可以尝试通过改善睡眠来提高患者的免疫力，从而有利于病情恢复。

二、睡眠与免疫的纠缠

（一）阵发性睡眠性血红蛋白尿

此病多发生于夜间睡眠时，主要表现为慢性血管内溶血、血红蛋白尿、含铁血黄素尿，实验室检查可能出现 CD55 和 CD59 分泌增高的情况。患有本病的大多数患者症状常不典型，多为隐匿起病，并且病情轻重程度不一，多数患者患病年龄在 20 ～ 40 岁之间，其中男性患者明显多于女性患者。

常规治疗主要控制溶血发作的情况，如使用肾上腺皮质激素等免疫抑制剂。此外长期血红蛋白尿可能导致机体缺铁的发生，由于铁剂可导致活性氧的产生进而诱发血红蛋白尿，因此服用铁剂应从小剂量开始。

（二）生病时为什么总是犯困

生病期间往往会感到疲倦和困顿，但其实人们生病期间对睡眠需求的增加是源于自身免疫和神经系统释放的信号分子，不是感染因子本身所导致的。

宾夕法尼亚大学和哈佛大学合作的研究团队通过研究超过 12000 个果蝇品系，发现了一个叫作 nemuri 的调控睡眠的基因。nemuri 基因在大脑中表达一种抗菌肽，在被感染后提高睡眠时长和深度，并对抗感染，增加抵抗力和存活率。

当中枢神经系统感受到慢性的、持久达数天至数周的威胁时，睡眠系统会出现不适应的改变，成为睡眠障碍。当代社会，主要是人类面临社会压力、人际关系压力等引起睡眠持续及睡眠结构紊乱。睡眠本身反过来也会影响炎症状态。炎症时间分布发生改变，炎症因子升高发生在白天而不是晚上。

第六节 睡眠与心血管系统

一、睡眠不足导致心血管发生问题

睡眠障碍与心血管疾病有着密切的关系，心血管疾病的患者在睡眠中可能发生心律不齐、心肌缺血等情况，睡眠质量不佳容易引发心脏疾病。人体睡眠从非快速眼动睡眠期到快速眼动睡眠期转变时，迷走神经活动黏性增高会诱发心肌缺血、心律失常。当睡眠时血液中的二氧化碳分压增高、血氧饱和度降低，动脉化学感受器受到刺激，会进一步引起外周血管的收缩和心率加快。

当人保持充足的睡眠后，可以降低心血管事件发生的风险。有研究表明，睡眠时间没有达到 7 ～ 8 个小时的人，尤其是睡眠时间不足，醒后感到疲惫者，不但心血管疾病的发生率增加，还可以引起超重、体重指数增高和高血压。严重的睡眠不足导致交感神经的极度兴奋，容易引发各种心律失常。如果发生快速性心律失常如室性心动过速、心室扑动和心室颤动，容易导致猝死的发生。

二、睡眠不足伤"心"

（一）睡眠期心律失常

睡眠障碍会引发或加重心律失常，比如严重的失眠情况，在人体睡眠快速眼动睡眠期交感神经兴奋，此时心动过速、心肌耗氧量增加，容易导致心律失常。人体从睡眠到觉醒的过程，心电稳定性被突然打破，此时容易发生心律失常。睡眠时做梦也与心律失常相关，人在梦中感受到紧张、恐惧或是噩梦惊醒时，会促发呼吸加快、心动过速等。另一方面，心律失常也会影响人的睡眠，心律失常的患者常有心慌、气短症状，可引起睡眠障碍，如入睡困难、睡眠浅、多梦易醒。

睡眠不足对于已经有心血管疾病的患者会导致呼吸功能失调。由于慢波睡眠期间呼吸减慢，致血氧浓度下降，能刺激人体的化学感受器，引起心律增快、血管收缩。对于有冠脉狭窄的冠心病患者来说，睡眠失调慢波睡眠与快波睡眠的交替规律被打破，交感神经的反复更多次更快速地激活使冠状动脉（冠脉）收缩，会使冠脉狭窄程度加重或者缺氧诱发冠脉痉挛，可以发生各种心律失常，甚至导致猝死。睡眠障碍的人，慢波睡眠减少，本身在慢波睡眠时迷走神经的张力亢进，对原有心动过缓的人来说，就可能会导致心跳更加缓慢，甚至停搏，或因为心跳缓慢发生长 QT 间期综合征，导致室性心动过速的发生。而快波睡眠的多次增加，会增加心血管疾病患者心血管事件的发生。有研究表明，人在快波睡眠期间猝死的发生率比清醒状态高

20%，这是由于在快波睡眠期间，交感神经活性一过性增高，容易诱发各种快速性心律失常。

对于睡眠时段发生心律失常的患者，提倡以下预防方法：（1）生活规律，居处安静，避免喧闹，保持乐观心态避免负面情绪；（2）适当体育锻炼，饮食勿过饱，宜清淡饮食、少食多餐，忌烟酒茶；（3）天气变化时做好保暖防护，常备速效救心丸等应急药品。

（二）睡眠与动脉粥样硬化

动脉粥样硬化是一种常导致心脏病的原因。科学家研究了长期睡眠不足的小鼠，实验组比对照组小鼠更加焦虑，产生了更多的炎症细胞，血液中的白细胞更多，从而形成了更大的动脉粥样硬化斑块。另一项研究，随访了近10年来的3974名40～54岁健康中年志愿者，其中每天睡眠不足6小时的人比睡7～8个小时的人全身动脉粥样硬化斑块形成的风险增加27%。当人的睡眠遇到干扰时，骨髓的造血功能会增强，此时血液中的白细胞数量会增加，进而诱发血管粥样硬化。

对于已经有动脉硬化疾病者，容易发生斑块破裂，冠心病的人容易发生急性心肌梗死，脑动脉硬化者易出现急性脑出血。睡眠不足对血压也有明显影响。正常人的血压在夜间睡眠期间比白天明显要低，如果睡眠质量差，快波睡眠更多次地激活和增加，可能出现夜间的睡眠时间血压与白天基本持平，甚至可能高于白天血压的情况，这说明没有充分的休息好，会使血管处于收缩状态，从而影响重要器官的灌注，诱发动脉发生病变。对已经有心衰的患者，睡眠欠佳会进一步加重缺氧，从而使缺血进一步加重，引发危险。如果严重的睡眠不足，还可引起人体的免疫机能下降，导致感染性疾病和其他一些免疫性疾病的发生率加大。

第七节　睡眠与内分泌系统

一、睡梦中的激素分泌

人在睡眠时，内分泌系统的生长激素和催乳素分泌增多，而皮质醇和促甲状腺激素的释放受到抑制，睡眠不仅通过下丘脑垂体轴对内分泌系统产生影响，还通过参与糖类代谢、水电平衡等对内分泌系统产生影响，所以睡眠障碍可引发或加重内分泌系统的功能紊乱。因此，一方面内分泌系统的激素紊乱可以反映出睡眠质量不佳；反之，促进睡眠质量的提升有助于改善内分泌代谢系统的功能。另一方面，内分泌失调会降低睡眠质量，内分泌系统功能正常可以促进睡眠质量的改善。

二、常见病症知多少

（一）发作性睡病

发作性睡病，是指突然发生的睡眠，有的伴发猝倒症、入睡前幻觉、夜间睡眠障碍，疾病可发作在任何场合，如吃饭、走路时，尤其是长时间单调的工作以及饱餐后。患者发作时睡眠程度不深且容易唤醒，但是唤醒后又易入睡，每次发作时间十余分钟，一天之内可发作数次甚至数十次。本病最常见的伴发症状是猝倒症，约50%～70%的患者都有猝倒症，患者发作时虽然意识清晰，但是躯干及肌体的肌张力会突然低下，因而发生猝倒，时间短暂多为1～2分钟。另一伴发症状——入睡幻觉约占该病的25%，视听幻觉最为多见，其中幻觉内容多为患者平常的经历，发作时患者对周围环境有知觉，但又感觉似在梦境。

发作性睡病临床上分为一型与二型，一型发作性睡病不伴发猝倒症和下丘脑分泌素降低，二型发作性睡病伴有猝倒发作和下丘脑分泌素降低。发作性睡病的睡眠与正常的睡眠类似，脑电波的睡眠波形也无异常，疾病的诊断须通过睡眠监测以及下丘脑分泌素测量。

现代医学对本病没有针对性的治疗方案，医生多采用心理治疗，或配合小剂量的精神兴奋药物进行治疗。而中医治疗能发挥辨证论治的特色，早在《灵枢·寒热病》中有提到："阳气盛则瞋目，阴气盛则瞑目"，后世医术《脾胃论》中也有记载："脾胃之虚怠惰嗜卧"，《丹溪心法》记录了："脾胃受湿，沉困无力，怠惰嗜卧"，因此本病多辩证属于中气不足、脾失健运，根据辩证选用相应方药能起到改善病情的作用。另外，还可以通过一些生活方式调整进行改善，如适当增加日间的休息时间和频数，使机体在犯病之前就得以休息。

（二）盗汗

盗汗特征表现为人体入睡后汗出异常，醒后汗出停止，可分为生理性盗汗和病理性盗汗，根据患者的临床表现，也可分为轻、中和重三型。小孩盗汗的情况多属于生理性盗汗，小孩皮肤含水量比成年人高，且发育阶段新陈代谢旺盛，若小孩在夜晚睡前活动过多，此时机体内代谢功能活跃、产热增加，就会导致在睡眠时出汗过多。此外，睡前尤其是睡前 2 小时内进食、室温过高、电热毯的使用、被褥过厚，都可造成小孩入睡后出汗较多，产生生理性盗汗。生理性盗汗不需要药物治疗，改善生活方式、祛除致汗因素就能减轻盗汗发生，如控制小孩睡前活动量、降低过高的室温。

在《医学正传·汗证》一书中有记载："盗汗者，寝中而通身如浴，觉来方知，属阴虚，营血之所主也。大抵自汗宜补阳调卫，盗汗宜补阴降火"，因此盗汗多辩证为阴虚，常从滋阴入手治疗。但盗汗也并非全是阴虚证，王清任在《医林改错》中有记载了盗汗亦可因血瘀而来："竟有用补气、固表、滋阴、降火，服之不效，而反加重者，不知血瘀亦令人自汗、盗汗，用血府逐瘀汤。"因此对于盗汗，需根据患者的症状以及舌脉相参，辨证施治。对于病理性盗汗的小孩，除了药物治疗，也要加强生活护理，如：（1）在白天多接触阳光，进行适当的户外活动；（2）体质虚弱的小孩应注意补充钙和维生素 D。

从生理心理学角度看，汗腺主要受交感神经末稍支配，当交感神经活动兴奋性增高时，汗腺分泌增加，出汗增多，这往往在白天或者遇到特殊场景下出现。但是如果在睡眠时，大量汗出，除外睡眠环境太热或者发烧情况下，一般认为存着潜在焦虑而导致的植物神经功能失调，使本来应该在睡眠状态下相对抑制的交感神经活动增强而导致睡眠时出汗增多。可以通过放松、催眠与心理治疗予以解决。

第六章　睡眠与社会

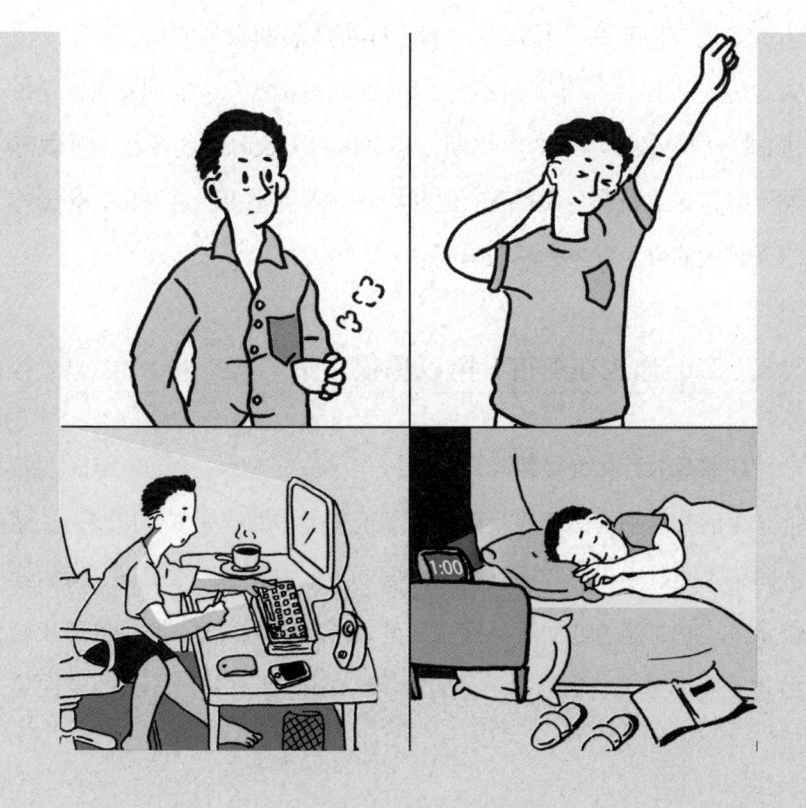

第一节 意想不到的猝死

一、"我于昨夜猝死"，年仅22岁

一个经常加班熬夜的白领人员，在她去世以后，她的朋友替她发了一条朋友圈告知了所有人："我于昨夜凌晨两点半猝死，今早才被人发现，共活了22年，对不起！"，而翻看她前几天的朋友圈曾发布过："连续熬夜了将近3个星期，心脏疼！"长时间的熬夜，睡眠时间不够，导致花季少女猝死。过劳导致的猝死不仅仅这一例，在压力越来越大的今天发生率越来越高。

二、你也在熬夜，所以你很害怕

1. 熬夜为什么会导致猝死？

生活节奏加快的现代生活导致了越来越多的猝死事件出现。长期的睡眠不足、晚上熬夜透支精力，导致身体内分泌严重失调，激素分泌紊乱，增加患有心血管疾病尤其是心脏疾病的风险，长期的熬夜导致生物钟紊乱、心跳加速，引起室颤，因此，很容易导致心源性猝

死。另外，熬夜不仅仅会导致猝死，还可能会导致出现严重的脑出血，也就是脑卒中。

2. 你还不知道的熬夜危害

除了猝死以外，熬夜还会导致出现很多不容易被发现的症状，也就是一些慢性的不利症状。

（1）逐渐衰老，皮肤逐渐变差。主要是因为睡眠不足引起内分泌代谢紊乱，导致皮肤出现痤疮。

（2）女性月经失调。经常熬夜会导致女性的月经周期出现紊乱，甚至严重的还会导致出现闭经的情况。

（3）熬夜会使你变笨！经常熬夜的人由于睡眠不足导致精神萎靡，注意力差，智商还会变低，记忆力降低，思维也会逐渐不如以前敏捷，甚至出现神经衰弱。

（4）身体发胖。熬夜影响了身体代谢，影响脂肪的代谢，会导致人出现肥胖的情况，更有甚者熬夜过程还会增加一顿宵夜，导致身体发胖。

（5）增加患癌症的风险。经常熬夜会导致细胞代谢出现异常，增加患有癌症的风险。

（6）出现眼睛疾病。如果熬夜是为了看手机、看电视或者打游戏，还会影响正常的视力，出现散光、干眼症等情况，这与眼睛过度疲劳有很大的关系。

三、你知道不熬夜的你有多美吗

　　熬夜会对我们的大脑和身体造成损伤，影响内分泌功能。我们曾经熬过的夜，都会在身上留下痕迹，最终成为压死骆驼的最后一根稻草。改掉熬夜这个不良习惯，坚持健康的作息、合理的饮食，总有一天会令我们容光焕发。

第二节　竟然因为这个自杀

一、湘潭一女子因失眠自杀

据湘潭市第一人民医院神经内科主任周仕均介绍，曾经一个外表看上去与常人无异样的女子因受失眠的困扰，造成心理疾病，最终导致自杀。"那个女子40多岁，由于开网吧扰乱了正常睡眠，日积月累导致严重失眠。"周仕均说，无法入睡又没及时就诊，加上多种原因，女子夜深人静无法入眠，每天非常痛苦，最终走上了绝路。

长期患睡眠障碍的人不仅容易出现白天疲倦、头疼头晕、注意力分散、记忆力减退、反应能力下降、食欲不振等情况，而且还会引起烦躁、焦虑、易怒、抑郁等情绪，严重的还会引起心理障碍和精神疾病，并加重其他疾病或诱发原有疾病发作等。近年来，因睡眠困扰前来就诊的病患一直在增加，而且还呈现出年轻化、职场化和城市化的特征。

二、哪类睡眠障碍者更易自杀

美国斯坦福大学医学院的一项最新研究显示，饱受睡眠问题困扰的老年人更有可能死于自杀。斯坦福大学自杀预防研究实验室主任、精神病学及行为科学讲师丽贝卡·贝尔纳特（RebeccaBernert）博士领导了这项研究。她说："这项研究很重要，因为睡眠紊乱是很容易治疗的，而且相比于许多其他的自杀风险因素，睡眠紊乱也可以说是不那么难以启齿。"

贝尔纳特说："与其他年龄段的人相比，上了年纪的人自杀风险高得不成比例，使得阻止老年人群自杀成了一件日益紧迫的公共卫生挑战。"

利用来自一项针对14456名65岁以上老年人所作的流行病学研究的数据，贝尔纳特及其同事比较了为期10年之内，20名死于自杀的老年人的睡眠质量，和其他400名类似老年人的睡眠模式。他们发现，自称睡眠较差的参与者在10年内死于自杀的概率，是自称睡眠较好参与者的1.4倍。

这项研究除了证实自杀风险与抑郁之间有关联外，还认为，睡眠质量差是另一项独立的风险因素。贝尔纳特说："我们的发现表明，睡眠质量差可能是导致老年人自杀的一项独立因素。"

让人吃惊的是，这项研究发现，在比较这两项风险因素时，睡眠质量差相比抑郁症能够更好地预言自杀风险。睡眠不好和抑郁情绪结合在一起时，自杀风险最高。

"自杀是多重因素影响的结果，生物学、心理学和社会学风险因素往往交织在一起。"贝尔纳特说，"睡眠紊乱是其中独立的一个风险因素和预警信号，而且或许是可以逆转的，这突显出了它的重要性——可以作为一种预防自杀的筛查工具和潜在的治疗目标。"

"自杀是可以预防的，"她补充说，"但预防自杀的介入手段却少得可怜。"

三、睡好觉，救一命

1. 真的会睡觉吗？——睡眠认知行为干预是各种失眠治疗的基础

无论哪种原因引起的失眠，都不能忽视睡眠认知行为技术的干预，它是失眠治疗的基础。睡眠认知行为干预，通俗地说就是学习"如何睡"。很多人会感到诧异，睡觉谁不会啊，我们一出生就会。其实，我们真的未必会睡觉！许多人的睡眠习惯非常不好，如睡前玩电脑游戏、睡前喝酒、躺在床上看书、白天补睡等，对于睡眠质量本来就不高的人来说，就可能会导致睡眠问题，或使之恶化。睡眠认知行为干预的核心就是通过适度缩短卧床时间，来提高睡眠效率。

2. 睡眠不好，该怎么办？

首先，制定合理睡觉时间表来辅助养成科学的睡眠习惯，保持良好的睡眠质量，使身体内的生物钟规律有序。每个人应根据自己的生活和工作时间，制定合理的睡觉时间，并准确地抓住身体发出的入睡信号，这样能够促使自己尽快地入睡。其次，睡眠环境也是影响睡眠的一个因素，选择良好的环境能帮助睡眠。再次，心理方面的调节也能帮助我们调节失眠，很多失眠是由心理因素引起的，只要能自我调节心理活动，是可以战胜失眠的。最后，合理的饮食加适当的运动，也对睡眠有帮助。

（1）晚上上床时间不宜太晚，更不宜太早，有睡意时就上床；

（2）不要逼自己入睡，若上床后超过半小时还不能入睡，可起床，待有睡意时再上床；

（3）除睡眠和性生活外，不可在床上做其他事情，平时尽量不要进睡房，以建立床、睡房和上床时间这三者与睡眠之间的条件反射；

（4）早晨准时起床，以维持生物钟的稳定；

（5）中午不宜睡多，以45分钟为宜，躺在床上的时间不要超过1小时，下午2点前要完成午睡，无论睡着与否都要起床，闭目养神也是休息；

（6）限制在床上时间，无论如何也不能超过失眠前我们的总睡眠时间，但也不要过少，待睡眠状况改善后，可根据具体情况稍延长在床上时间；

（7）其他时间应保持一种很清醒、很精神的状态；

（8）若昨天没睡好，今天不能补睡；

（9）睡前避免喝浓茶、咖啡、吃难消化的食物以及发生剧烈的运动来兴奋我们的中枢神经，可少量食用牛奶、苹果等食物以及进行一些柔缓的运动促进睡眠；

（10）日常应多运动、多劳动、多户外活动，让自己忙起来，累起来。

┃第三节　不知道的药物滥用

▬ 一、经常为是否服用安眠药而苦恼 ▬

据中国睡眠研究会一项最新调查，中国成年人失眠的发生率高达 38.2%，在广州公布的调查数据显示，各种睡眠障碍的发病率高达 47%。安眠药是处方药，但有些人可以轻而易举地从药店买到，或是吃家人的安眠药。心理专业人士提醒，引起失眠的原因很多，并不是所有的失眠都适宜以安眠药作为主要治疗方式，滥用安眠药反而可能造成慢性失眠、顽固性失眠、安眠药依赖、安眠药成瘾，导致病情复杂化，大大增加治疗难度。

1. 急性失眠要不要吃药？——必要时吃、小剂量吃

广州医科大学附属第一医院临床心理科主任余金龙介绍，大部分失眠患者属于短期失眠（少于 3 个月），多数与应激事件有关，如工作和学习压力大、人际关系紧张、考试、失恋、手术等。失眠很痛苦，会引起疲劳感、头晕、脑涨、头痛、血压不稳、无精打采、反应迟缓、记忆力减退甚至全身不适，失眠对人最大的影响是精神方面，让人对失眠心怀恐惧。有些人一晚失眠，第二天就强迫自己"一定要睡好"，睡前喝牛奶、洗热水澡、早上床、数羊催眠……结果适得其

反，越想入睡，越睡不着，第三天就开始如临大敌，四处找安眠药
吃了。

对于急性单纯的失眠来说（少于 1 周），若情况不严重最好不借
助于药物，可采用一些有改善睡眠作用的非安眠类的药物，多数情况
随着应激事件的过去，睡眠情况会明显改善。对偶尔的一两次失眠可
以置之不理，转移注意力，少关注睡眠反而能自然入睡。对于 1 周到
3 个月的短期失眠，可在专业医生的指导下服用安眠药，用药原则：
必要时吃（实在睡不着了再起来吃）和小剂量吃，若必需每晚吃的
话，药量只减不加。余金龙提醒说，临床上有很多原本可能只是短期
的一过性失眠，因为一开始就连续长期服用安眠药，结果转变成了慢
性失眠。通常安眠药连续吃 1 个月多少就会产生依赖性了，不过这也
因人而异。

**2. 慢性失眠者中焦虑引起占一半——焦虑引起的失眠用抗抑郁药
治疗更好**

对于慢性失眠患者，找到失眠的原因，有针对性地进行治疗才能
起到事半功倍的效果。余金龙介绍说，在慢性失眠中单纯性失眠只占
一小部分，大部分失眠是由疾病或药物引起的。最常见的会引起失眠
的疾病是焦虑、抑郁、甲亢等；常见的会引起失眠的药物有降压药、
利尿药、平喘药等。

余金龙介绍说，在门诊中焦虑引起的失眠占慢性失眠患者的一
半。焦虑本身就会引起失眠，而焦虑的人会因为过于担心睡不着，在
临睡前非常紧张，进而加重失眠。对于焦虑引起的失眠，余金龙建议
睡眠认知干预是基础，药物治疗应以抗抑郁药为主，安眠药为辅。有
些抗抑郁药物本身就有辅助睡眠的作用，用这些药物好过仅仅用安眠

药治疗焦虑引起的失眠。在临床中，他们遇到过有些焦虑症患者因失眠问题到基层医院就诊，于是长期服用安眠药，造成安眠药耐受、安眠药成瘾，焦虑的治疗难度也因此大大增加了。

但是，需要指出的是，任何抗焦虑药、抗抑郁药都是一种对症处理治疗，往往暂时疗效较好。但由于焦虑症、抑郁症的发生与人格发展、人格倾向、认知、情绪、行为直接有关，与家族环境、教养方式、生活事件刺激诱发有关，因此，药物治疗难以取得彻底的治疗效果，所以复发率很高。目前我国精神病学与心理学领域从事"减药停药"与防复发的机构与专家并不多，目前中国中医科学院广安门医院中医心理因本人在这个方面做了大量研究，取得了较好的效果。

二、滥用安眠药的不良反应

1. 长期服用伤肝肾。大多数安眠药是经肝脏分解，由肾脏排泄的，所以必然会对肝肾功能造成一定的损害。肝肾不好的患者应选择不良反应小的安眠药，否则易引起肝脏肿大、肝压痛、肝功能不正常等症状，严重的甚至出现黄疸、水肿、尿蛋白等。

2. 胃肠功能紊乱。出现恶心、食欲减退，腹胀、便秘等症状。

3. 皮肤可见有皮疹。

4. 呼吸抑制严重可导致丧命。

5. 神经系统症状。可出现头晕、记忆力消失、嗜睡、共济失调、知觉消失、消失严重者昏迷、抽搐、瞳孔放大、对光反应消失。久服、过服的蓄积中毒表现为神志不清、反应迟钝、思维迟缓、智力及记忆力损害、对周围事物漠不关心，以及头痛、眩晕、肌无力、易跌倒等症状。

6.产生耐受性和依赖性。患者服用一段时间后常常要加大剂量才能达到原来相同的催眠效果，并逐渐对药物形成依赖，出现戒断反应。一旦停药患者会出现相应躯体和心理的变化，如烦躁不安、抑郁、惊恐。久服停药后还会出现头晕、肌肉跳动或失眠加重，症状反复等情况。

7.肌肉松弛、起床易跌倒。安眠药均有中枢肌松作用（但 non-BZDs 肌松作用很弱），醒后会令人觉得全身软弱无力。对于老年人来说，更容易在起床时因为无力而跌倒，增加骨折、脑溢血的风险。

从这个角度来看，"新睡眠革命"的意义非常重大。引导人类进行自我干预、自我治疗、自我管理、自我控制、自我提高、自我完善的"自主养生"思想，是"新睡眠革命"的根本宗旨。

第四节　不会睡觉的老司机也会成为马路杀手

一、因疲劳驾驶导致家破人亡

2019 年 3 月 10 日 14 时 50 分许，安徽宣城 S450 省道 18km+450m 处，一辆轿车快速冲出路面翻滚数圈后侧翻在一片菜地中，车辆翻滚过程中，车内一名红衣女子和一名幼儿被甩向高空，随后女子摔落在路边的护栏上当场死亡，幼儿则因摔落在土质较软的庄稼地中而侥幸生还，车内还有一名儿童无大碍。经调查，事故发生时车上坐的是一家四口，丈夫疲劳驾驶是导致此次案件的直接原因。由于他系了安全带并未受到伤害，而两个孩子的母亲却永远地离开了他们。原本幸福的一家人却因为这场车祸而家破人亡。

2019 年 6 月 22 日下午 3 时 30 分许，武汉市洪山区文化大道汤逊湖大桥，上桥处发生一起惨烈车祸，一辆由北向南行驶的小轿车突然撞上路边的交通指示牌立柱，车头部位严重变形。经查，驾驶人杨某 54 岁，同车 81 岁的老父亲全身多处骨折，后送医院抢救无效死亡，杨某本人及其他两名乘车人也不同程度受伤。"当时路面车辆并不多，地面的标识标线也很清晰，那车时速大概三四十公里，撞车前完全没有刹车的迹象。"现场一名民警当时就站在附近执勤，眼睁睁看着车朝柱子撞了上去，感觉司机像睡着了。经初步调查，驾驶人杨某因连日工作奔波精神恍惚导致疲劳驾驶引发交通事故，已被警方采取刑事强制措施。"一过汤逊湖大桥就到我家小区了，因为我的一时疏忽，父亲再也回不来了……"，审讯室内，杨某满脸悔恨，哽咽说道。然而再多的悔恨也换不回八旬老父亲的生命。

二、疲劳驾驶的危害

疲劳驾驶属于违法行为。疲劳驾驶是指司机每天驾驶超过 8 小时或连续驾车 4 小时没有停车休息或停车休息时间少于 20 分钟，是引起各种交通事故的隐患。但因疲劳驾驶不像闯红灯等违法行为可以被监控明确地记录，也不像酒后驾驶有可检测的仪器可查，很多人对此抱有侥幸心理，过度地高估自己的身体和精神状态，结果很多人便用付出生命财产安全的代价以身试法。

在日常行车中，疲劳驾驶出现的困倦瞌睡、四肢无力，会影响驾驶员的注意力、感觉、感知、思考、判断、意志、决定和动作，不能及时发现和处理路面上的交通情况，进而易引发交通事故。

交通法规定的疲劳驾驶判断标准给出了具体的驾驶时间评价标准，在这个规定的范围内，每一个人都应该结合自己的情况重新评估自己的状态。以下几种情况，应该进一步缩短驾车时间：①新手司机或者对路况不熟悉的情况；②路况复杂或者天气不好时需要集中注意力的情况；③因其他工作、娱乐的原因本身已感觉体力不佳的情况；④睡眠不佳，没有得到充分休息的情况。

三、如何避免疲劳驾驶

1. 通过外界因素刺激暂时缓解疲劳。这个其实很简单，如播放劲爆、振奋精神的音乐，喝浓茶或咖啡，开窗透气等方法来抵抗疲劳驾驶。但要注意，这些方法只能暂时地缓解疲劳驾驶而已，只有避免疲劳驾驶才能解决根本问题。

2. 不宜空腹驾驶。空腹会导致人的血糖降低，影响安全驾驶。

3. 饭后 20 分钟内不宜驾驶。这段时间我们的消化器官负担太重，极其容易让人疲劳，所以不宜驾驶。

4. 要严格控制连续驾驶的时间。开始感觉疲倦时，要尽快到安全地点停车休息，时间拖得越长，疲劳感就越重，危险度就会增加。

5. 尽量不要在黄昏和夜晚长时间驾驶。这两个时间段的生物钟最容易让人神经松懈，疲倦度也最高。如果必须在这个时间段驾驶，则一定要在驾驶前充分休息好，使之精神饱满。

6. 要愉快轻松驾驶。驾驶车辆时要心态平稳放松，不要带着太过激烈的情绪，太激烈的正面和负面情绪都可能影响到驾驶情况。

7. 保证日常高质量的睡眠，使身心得到充分的休息。

第五节　到底是什么影响了你的晋升

一、为什么我这么努力，还是丢了工作

　　我有一个朋友小赵，在一家全球 500 强的日企实习，他在上学的时候就是出了名的"拼命三郎"，经常挑灯夜读，学习十分刻苦。工作后的他也一如既往的"睡得比狗晚，起得比鸡早"，在同一批进入公司的新员工里，他是最刻苦的一个，经常加班到很晚，甚至还会把工作带回家去做。一开始领导也欣赏他的勤勉，对其颇为照顾，经常交给他一些重要的工作。但是前不久看到他发了一条朋友圈"为什么我这么努力，还是丢了工作"。追问过去，原来是熬夜工作反而害了他。为了对得起老板的赏识，他更加努力地工作，但是因为长时间睡眠不足，他工作效率越来越低，而且有几次还搞砸了领导交给他的任务。在领导批评后，他没有能够及时反省自己，反而是变本加厉地熬夜工作，最终因为在一次开会时打瞌睡而被辞退。

■■■ 二、短暂的睡眠，巨大的力量 ■■■

爱迪生认为，他无穷的精力和耐力都来自他能随时入睡的习惯。"现代教育之父"何瑞斯·曼，在他年事稍长之后也是这样。当他担任安提奥克大学校长的时候，常常躺在一张长沙发上和学生进行谈话。在亨利·福特 80 岁大寿之前，被问及看起来精神焕发、非常健康的秘诀是什么？他说："能坐下的时候，我绝不站着；能躺下的时候，我绝不坐着。"好莱坞最有名的大导演之一杰克·查纳克也尝试过这类方法，他说："出现了奇迹，这是我的医生说的。以前，每次我和部下谈论短片问题的时候，我总是坐在椅子上，非常紧张。现在每次开会的时候，我躺在办公室的沙发上。我现在觉得精力充沛，每天能多工作两个小时，却很少感到疲劳。"

如果我们是一位打字员，我们不可能像爱迪生那样，每天在办公室里睡午觉；如果我们是一个会计，我们也不可能躺在长沙发上和我们的上司讨论账目的问题。可是，如果我们住在一个小城市里，每天午饭后美美地睡十分钟的午觉。这正是马歇尔将军常做的事。在第二次世界大战期间，他觉得指挥美军部队的工作非常忙碌，所以中午必须休息。如果我们没有办法在中午睡个觉，那么至少要在吃晚饭前躺下来休息一个小时。

从事体力劳动的人，如果休息时间多的话，每天就可以做更多的工作。佛德瑞克·泰勒在贝德汉钢铁公司担任科学管理工程师的时候，就曾以事实证明了这一点。他曾经观察过，工人每人每天可以往货车上装大约 12 吨半的生铁，而他们一般在中午就已经筋疲力尽了。他对所有产生疲劳的因素，做了一次科学性的研究，认为这些工人不应该每天只装 12 吨半的生铁，而应该每天装 47 吨。按他的计算，他们应该可以做到目前工作的四倍，而且不会疲劳。只是必须加以证明。于是他从搬运工里选了一位施密特先生，让他按规定时间来工作，由专人拿着表来指挥他："现在搬起一块生铁，走……现在坐下休息……现在走……现在休息。"结果其他人每天只能搬 12 吨半，而施密特却能搬 47 吨。在长达三年的时间里，他的工作能力从未减弱过，这是因为他在疲劳之前就有时间休息：每小时他大约工作 26 分钟，而休息时间却有 34 分钟。他休息的时间要比工作时间多。可是他的工作成绩却差不多是别人的四倍！

三、让员工更好地休息就是让他能更好地工作

睡眠不足会影响员工的健康和福利，从而对效益产生负面影响。事实上，睡眠不足会使员工受伤的概率增加 70%，部分原因是疲劳的工人无法集中精力，将注意力分散到工作场所安全指南的应用中。据悉，睡眠不足会影响到 70% 的美国人增加寿命减少和死亡的风险，这包括与交通事故、中风和心血管健康下降有关的伤亡。此外，由于睡眠不足，美国每年的生产力损失超过 1350 亿美元。因此，美国国家职业安全卫生研究所领导的一项研究探索了企业主管和员工的睡眠之间的关系。由财富 500 强信息技术公司中 791 名员工组成的 56 个研究小组参加了这项研究。受试者被分为两组，其中一组的主管和经

理参加了培训，以改善对员工家庭和工作外生活的支持，并制订了新的工作计划和安排。另一组为对照组。所有受试者报告了他们的睡眠情况，并佩戴智能手表监测睡眠质量。结果发现，与对照组相比，培训组受试者的睡眠持续改善。18 个月后，培训组受试者的睡眠质量和工作效率都得到了提高。研究人员表示，这项研究强调，一个企业一定要为员工宣传制订一个完整的睡眠计划，其中可能包括领导睡眠培训、建立午睡室和员工的睡眠健康培训，以实现改善员工睡眠质量，促进更加积极地取得工作成果。

第七章　睡眠与养生

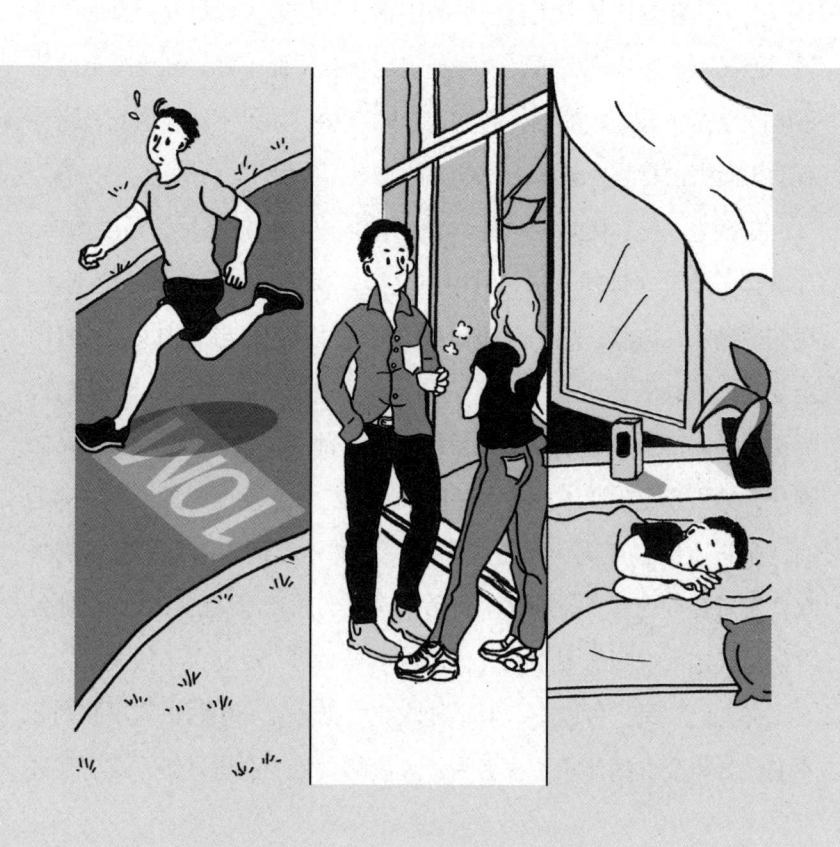

第一节　吃出好睡眠

■■■ 一、睡前到底该不该吃东西 ■■■

很多人在起初都和我有一样的困惑：网传很多食材食谱有助于睡眠，但又有很多专家辟谣，说睡觉前吃东西反而不好。到底睡觉前能不能吃东西？若能吃的话，睡觉前该吃多少？如果不能睡前吃，这些有助于睡眠的食物应该什么时候吃？

答案之一是：睡前可以吃，但不能多吃，物极必反，适度为佳。凡事都不能走向极端，儒家讲中庸之道，我们吃东西也是这个道理。我们适量喝几口酒、吃一点助眠食物都是可以的，与之相反，过食则会令我们的睡眠恶化。有个来访者张先生失眠一年多了，非常焦急，听说睡前喝牛奶有助于睡眠，就每天睡前都喝一大杯牛奶，大概650毫升，结果张先生原本只是入睡比较困难，后来反而添加了夜尿的毛病，半宿上完卫生间，回到床上又睡不着了，使本来就不充足的睡眠，质量变得更差了。原来张先生平时就有尿频尿急的症状，但他偏听偏信，别人说睡前喝牛奶好，他就多喝牛奶，反而得不偿失了。

答案之二是：可以吃，但不能吃完立刻睡觉。中医讲胃不和则卧不安，如果我们睡前吃了或者喝了大量的食物令肠胃过饱，或者晚餐过饱，会加重胃肠负担而对睡眠不利。此时，胃部紧张工作的信息不断传向大脑，致使失眠、多梦，久而久之，还易引起神经衰弱等问题。睡觉时，胃肠也会跟着休息，如果吃完东西后马上睡觉，会影响肠胃的消化和吸收。晚上睡觉的时候，身体会分泌胰岛素，胰岛素的任务是降低血糖和促进脂肪堆积。所以在晚上睡前进食的食物，在胃里并没有经过消化或者只消化了一点点，我们就睡了；即使消化了一部分食物，但由于没活动就睡觉，第二天早上又不需要太多的热量时，那些食物转化成的能量就会储存起来，变成身上的脂肪。中老年人如果长期晚餐过饱或睡前过饱，反复刺激胰岛素大量分泌，往往会造成胰岛素 B 细胞负担过重，进而衰竭，诱发糖尿病。同时，晚餐过饱，必然有部分蛋白质不能被消化吸收，而这些蛋白质在肠道细菌的作用下，会产生有毒物质，加之睡眠时肠壁蠕动减慢，相对延长了这些物质在肠道的停留时间。因此，晚餐过饱有可能导致大肠癌的发生。吃完立刻躺下或者晚餐太饱，会扰动了阳气，晚上阳气失常，就可能导致脾胃运化失调，食物积存在胃内，郁久就化热，容易产生胃热，就会睡不好觉，影响睡眠质量。

　　答案之三是：可以融合到日常饮食当中，循序渐进地改善饮食。当然要在满足营养平衡的前提下，选择一些符合自己心意的助眠食物。什么是营养平衡？是在数量、质量、品种、结构等方面达到人体营养素的供给和消耗的动态平衡。在饮食方面都有些根据个人喜好选择的倾向，而不是根据身体的需要进行合理的食物搭配，这样不仅不利于我们的睡眠，也不利于身体健康。

■ 二、吃什么 ■

究竟吃些什么东西才能对睡眠有利？是不是在进食某些食品后出现困倦、打哈欠、想睡觉的情况？这就是因为食物与我们的情绪、睡眠有着很强的联系，能缓和紧绷的肌肉、平稳紧张的情绪，可诱导睡眠激素——血清素和褪黑素的产生，如单一的碳水化合物有镇静情绪的安慰作用，蛋白质食品则有益智、醒脑和维持机敏的功能，色氨酸类的食物可以降低身体的兴奋度。中国古人正是利用这些促进睡眠的食物，发明了很多帮助睡眠的药膳食疗方法。

需要注意的是，咖啡、可乐、茶、酒等带有刺激性的饮品，不利于睡眠，不适合作为助眠食品饮品。有人说，"睡前喝点小酒儿，睡得香啊"。错了，晚饭后至睡前，通过几个小时的消化吸收，腹内的食物已经所剩无几，这时候喝酒基本上等同于空腹饮酒，仅仅几分钟，酒精就会被吸收入血液。随着血液中酒精含量增高，会强烈刺激血管内壁，使血压升高。酒喝得越多，血压升得越高。如果脑部血管已经硬化，血管破裂的概率也会增高，导致脑出血。晚上人体新陈代谢速度减慢，睡前饮酒，酒中的很多有害物质（如甲醇、乙醇经体内氧化后会变成甲醛和乙醛，这些都是致癌物质），易在体内积存，从而毒害身体。有研究发现，酒精虽然可以帮助一部分人快些入睡，但入睡后睡眠质量并不高。睡前饮酒多的人在睡眠过程中更容易频繁醒来，深度睡眠的时间也会大大减少，第二天早上容易早醒。研究人员在调查中发现，这些睡前多饮酒的人普遍反映"睡不够""睡不好"。因此我们应当避免睡前喝酒，更不要采用喝酒的方法来催眠。

下面给大家介绍一些有利于我们睡眠的食物和饮品：

1. 小零食

（1）香蕉，除了可以平稳血清素和褪黑素外，还含有令肌肉松弛的镁元素。

（2）菊花茶，具有使身心平静的效果，可以放松神经或身体，是完美的天然对抗失眠的茶饮。

（3）温牛奶，含有一些色胺酸（令身体安静的一种物质）和钙，钙元素有利于大脑充分利用色胺酸。

（4）蜂蜜，温牛奶中或茶中放入少量蜂蜜，能促使大脑停止产生进食素，进食素是一种与保持头脑清醒有关的神经传递素。中医认为蜂蜜具有补中益气、安五脏、和百药之效，对失眠患者疗效显著，每晚睡前取蜂蜜 50 克，用温开水冲服。

（5）土豆，能清除掉身体内部对诱发睡眠的色胺酸起干扰作用的酸。想要达到这种效果，只要将烤土豆捣碎后掺入温牛奶中食用即可。

（6）燕麦片，能诱使产生褪黑素，一小碗就能起到促进睡眠的效果，如果适量咀嚼燕麦片，效果会更佳。

（7）杏仁，既含有色胺酸，又含有适量的肌肉松弛剂——镁。

（8）亚麻籽，在就寝前喝的燕麦粥中撒入 2 大汤匙，有益健康的亚麻籽，它富含欧米加 -3 脂肪酸，就能起到一定的助眠效果。

（9）全麦面包，在饮菊花茶和喝蜂蜜水时吃上一块全麦面包将有助于促进胰岛素的分泌，胰岛素在大脑中转变成血清素，有助于色胺酸对大脑产生影响，促进睡眠。

（10）火鸡，是最著名的色胺酸来源，下午茶时在全麦面包上放上一片或两片火鸡肉，将会在夜间获得由食物诱发的好睡眠。

（11）葵花子，富含亚油酸、多种氨基酸和维生素，能调节脑细胞的正常代谢，提高神经中枢调节作用。每晚吃一把瓜子，也可起到安眠作用。

（12）花生酱，夜里失眠时，吃两汤匙花生酱，可以安然入睡，这是因为花生酱中含有一种色氨酸，催人入睡。

（13）食醋，在一杯冷开水中倒入一汤匙食醋，临睡前喝下，不仅能催人入睡，而且可以使人睡得很香。

2. 养生药膳小食谱

（1）酸枣仁粥

酸枣仁 50 克捣碎，水煎取浓汁，用粳米 100 克煮粥，待米熟时加入酸枣仁汁同煮，粥淡食、加糖食亦可，每日晚餐趁温食用。酸枣仁，甘酸，性平，能滋养心脾，补益肝胆。它能抑制中枢神经系统，有镇静的作用，它有助于缓解睡眠时的烦扰，对治疗失眠多梦疗效甚好，无论是刚开始失眠，还是失眠了很多年，都可以食用。

（2）莲子糯米粥

莲子心（去肉）100 克，芡实 100 克，加适量糯米煮粥，熬粥时，再加一巴掌大的荷叶盖在水上，粥好后即可食用。适合平时脾胃虚弱、睡眠不安的患者。

（3）莲子龙眼粥

莲子肉 30 克，龙眼肉 30 克，百合 20 克，山药 20 克，大枣 6 枚（去核），粳米 30 克，煮粥服，每日 2 次。常服有养心安神的功效。

（4）莲子茶

莲子心 2 克，生甘草 3 克，开水冲泡代茶饮，每日数次。莲子苦寒，能清心安神，降低血压；甘草甘平，能清火解毒，又可矫味，有清心、安神、降压之效。此茶对高血压病伴有失眠者有效。

（5）绞股蓝茶

绞股蓝茎叶 2 克，白糖适量，开水冲泡当茶饮用，每日数次。可以治疗顽固性失眠。

（6）糖水百合汤

生百合 100 克，加水 500 毫升，文火煎煮，熟烂后加糖适量，分 2 次服食。适合因病后余热不净，体虚未复的虚烦失眠，对伴有结核病史的失眠患者，效果比较好。此外，正常人喝了糖水百合汤后，身体内会生成大量的血清素，使大脑皮层受到抑制而起到安眠的作用。

（7）甘麦大枣汤

小麦 60 克，大枣 14 枚，甘草 20 克，先将小麦、大枣淘洗浸泡，如甘草同煎，待麦、枣熟后，去甘草、小麦，吃枣喝汤，每日 1 ～ 2 次。适用于常虚烦躁扰的失眠人群。

（8）杞枣酒

枸杞子 45 克，酸枣仁 30 克，五味子 25 克，香橼 20 克，何首乌 18 克，大枣 15 克。加白酒 1000 毫升，共浸酒一周后滤出备用。每晚睡前服 20 ～ 30 毫升，用于失眠伴有腰膝酸软、五心烦热者，对于肝肾阴虚、入睡迟者效佳。

（9）静心汤

龙眼肉、川丹参各 10 克，以两碗水煎成半碗，睡前 30 分钟服用。可达镇静的效果，尤其对心血虚衰的失眠者，功效较佳。

（10）安神汤

将生百合 15 克蒸熟，加入一个蛋黄，以 200 毫升水搅匀，加入少许冰糖，煮沸后再以 50 毫升的水搅匀，于睡前一小时饮用。百合有清心、安神、镇静的作用。

（11）养心粥

取党参 35 克，去子红枣 10 枚，麦冬、茯神各 10 克，以 2000 毫升的水煎成 500 毫升，去渣后，与洗净的米和水共煮，米熟后加入红糖服用。可达养气血安神的功效，对于心悸（心跳加快）、健忘、失眠、多梦者有明显改善作用。

（12）百合绿豆乳

取百合、绿豆各 25 克，冰糖少量，煮熟烂后，服用时加些牛奶，对于夏天睡不着的人，有清心除烦镇静之效，牛奶含色氨酸能于脑部转成血清素促进睡眠。

（13）小米粥

晚餐时食用可助眠。小米中色氨酸和淀粉的含量都很高，食后可促进胰岛素的分泌，增加进入脑内色氨酸数量，所以能起到助眠作用。

（14）牛乳粥

粳米 60 克煮成粥。粥熟后加入 220 毫升牛奶再煮，晚餐食用可助眠。牛奶中含有一种使人产生疲倦感觉的物质，它是人体不可或缺的氨基酸中的一种。失眠症患者在临睡前喝一杯热牛奶，便可收到催人入睡的效果。

（15）核桃粥

取粳米、核桃仁、黑芝麻，慢火煨成稀粥食用，可用白糖调食，睡眠前食用。能治疗神经衰弱、健忘、失眠、多梦。

（16）红枣膏

对气血虚弱引起的多梦、失眠、精神恍惚等有显著疗效。取红枣去核，加水煮烂，加冰糖、阿胶文火煨成膏，睡前食1～2调羹。

第二节　学会动胳膊动腿睡得好

■■ 一、睡前做广播体操有必要吗

没有！睡觉是一件自然而然的事，困了、累了，躺在床上一会儿
就睡着了，而如果每次都把睡觉当一件很慎重的工作一样对待，如：
睡前要做好一切准备，要拉伸活动，准备好一切的工具，清理一切
干扰的因素，带着积极的心理去睡觉。越是带着积极的心态想要睡着
时，就像小学生上考场一样，带着一颗清醒的脑袋去考试，就会变得
越来越清醒，越来越睡不着。恰恰相反的是，在平时看电视、看书报
的时候总是会感到困乏，很多时候会不知不觉地睡着，这是因为人们
在看电视时把电视当作消遣的事来对待，根本把睡觉没当负担，所以
睡眠会悄无声息的到来。这时候，如果立马意识到自己困了，"我要
上床睡觉！"，然后赶快上床，结果脑袋一沾枕头，立马就清醒了、
睡不着了。这是因为，当人们把睡眠太当回事了，渴望睡眠的思维又
开始活跃了，那个"我要睡觉"的期待又活跃了大脑。

同时睡眠前剧烈运动，会令神经兴奋，使得我们更不能很好地平
静下来进入睡眠状态。而静心冥想、气功中的静功、养神等对心身调
节具有双向调节、多向调节的作用，有利于睡眠。

▨▨▨ 二、白天动得多，晚上睡得好 ▨▨▨

此"动"非彼"动"，它包括了我们的脑力运动与体力运动。比如白领为了赶一个策划而疯狂加班、高考生们没日没夜地刷题背单词、舞蹈者在练习室里几百次几千次地重复着同一个舞蹈动作，各行各业的人们为了自己的未来、生计、理想、抱负，白天上班上课精神高度集中，思维像小陀螺拼命旋转，腿像小鸡啄米一样不停奔跑，打字的手指噼里啪啦地发出声响，吃饭、回家的路上都在想如何把自己手头的工作任务完成得更好。休息的时间都没有，每天的生活非常的充实，大家就没有时间担心、害怕、纠结自己会不会睡不好，为什么会睡不好，取而代之的是到家倒头就睡，在办公室、在教室、在练习室等，在任何一个地点都可以睡着。这是为什么呢？

这是因为人的能量是有限的，是守恒的，就像一团燃烧的火焰，把精力、体力投入更丰富的生活当中，就不会有多余的精力去关注、聚焦在睡眠问题上了。但如果工作强度没有上面举例的那些人强度那么大怎么办呢？

答案又回到了"动"字上，这时候可以去健身，去骑车、散步、游泳等，这些有节奏的运动，能增强心肺循环功能，改善对氧的利用。如果不喜欢健身、不喜欢运动呢？那可以去寻找自己感兴趣的点，消耗、燃烧身体内的能量。当然，所有改善情绪的自我调节方法中，每天保持半小时至一小时的运动是最简单便捷的，有利于负面情绪的改善，有利于身体健康与睡眠的改善。

第三节 甜甜蜜蜜一整夜——优质性生活促睡眠

一、良好性生活延年益寿

晋代葛洪在《抱朴子内篇·释滞》中曾记载了这样一个故事：有一个商人汪令闻因为长期禁欲，十年未与妻子同房，而出现气喘头汗、彻夜不眠的症状，名医徐灵胎诊断后不开方药，只劝其回家与妻子同居，后果愈。

古人记载了正常和谐的性生活不仅可以治疗疾病，而且还有益于养生长寿。一味地禁欲，不仅对身体无益，而且还会令人致病折寿。现代有资料报道，一对恩爱夫妻与一对体质正常但感情不和的夫妻相比，后者男子一般要缩短 12 岁寿命，女子要缩短 5 ~ 6 岁寿命。日本学者提出的长寿三大秘诀之一就是要有和谐美满的性生活。性欲是每个健康成熟男女的心理和生理的正常需要。长沙马王堆出土的书简《十问》不仅记载了"竣气宛闭，百脉生疾"，认为精道闭塞不通，阴阳不能交合，就要产生疾病，而且还明确提出了"接阴以为强"的观点，说明正常的性生活可以补益身体。

二、性爱能改善睡眠

在性爱过程中，血压增高、脉搏加快、呼吸急促，体内许多器官的功能得到调动激发；而在性爱之后血压降低，脉搏和呼吸变慢，整个机体处于抑制状态，有利于甜然入睡。还有在性爱的过程中，体内会产生一种叫作内啡肽的化学物质，它不仅能使人身心松弛，产生一种愉悦感和满足感，而且可使人减轻应激状态，消除紧张、焦虑和抑郁等不良心理影响，往往还能让在性爱之后安然入睡。

三、性爱运动放松精神

夫妻间的性生活其实是一种特殊的健身方式，欢愉中可使上下肢、腰部、臀部等处的肌肉得到运动，其有些效应与体育锻炼相等价，可以使人在精神上得到休息从而缓解心理压力。

四、性爱释放工作压力

性欲一般在心情舒畅时容易产生，在精神压力大身心疲惫时，"性"趣会降低。向爱人倾诉，既可释放心理压力又可得到 TA 的理解和支持。TA 的关切和怜爱会唤起心中的柔情和爱意，让烦恼和忧思统统丢在脑后。性爱是很好的放松术，事后与爱人依偎在一起，共同享受性生活带来的满足与快乐，然后一同进入梦乡。

第四节 校准睡眠时钟

一、欠下的"睡眠债"要还吗

补觉是一种错误观点！很多人都认为，如果从周一到周五每晚只睡5小时，那么到周五就欠下了10个小时或更多的睡眠，"我需要补上"，"只要一失眠我就必须补觉"，或者是推迟起床时间的变相补觉等。但事实上，一个人可以"补上"错失的睡眠是一种错误观点。事情并不是那么简单的，缺少睡眠的人要从睡眠缺失中恢复过来，就像旅行者从一次飞行倒时差中恢复过来一样，用了多长时间让身体疲惫，就需要花更长时间让身体得到修整。在飞机上多停留一小时，人们通常需要多花一天时间才能调整过来。

通常我们失眠后第二天会困倦，如果认为补觉可以改善睡眠，是大错特错的。实际上这种做法不但不会改善睡眠，反而影响了当天晚上的睡眠，这样逐渐形成了恶性循环。正确的做法是，无论晚上睡几个小时，第二天都按时起床，白天去正常工作、学习。当白天消耗了大量的能量，晚上自然需要睡眠来补充能量。

健康的睡眠，最重要的是不要随意打乱自己的生物钟，即使睡眠不够，也要按时起床。如果总觉得睡眠时间不够，更应该用坦然的态度对待睡眠。睡眠是一种自发平衡精神和生理状态的自然现象。有时真的睡得不够，也不要担心，因为身体机能会自动调节以补足前晚睡眠的缺失部分，昨晚没睡够，今晚就能熟睡，反而能享受到高质量的睡眠。在一篇 2006 年的论文中，欧洲研究者研究了长期失眠后身体的损失，发现"睡眠债"难以偿还，长期睡眠不足会导致注意力分散、身体系统受损等难以弥补的慢性伤害。

补睡的最大恶果是打乱了人体生物钟，造成身体睡眠觉醒节律的紊乱，晚上该睡觉时没有睡意，长此以往，很多人会形成慢性失眠。

身体不能储存睡眠。有人为了开夜车而先多睡几个小时，对人体没有多少作用。人体只需要一定质量的睡眠，硬逼着自己睡，只会使自己烦躁。

"预支"睡眠更不妙。如果说预支的是超长时间的清醒，那么等于是在透支生命，过后长时间睡眠只能缓解疲劳，而对于提前透支的精力和体力，以及由此造成的对身体的损害，是无法偿还的。

有的人平日熬夜太久，周末补觉。尽管他们在星期日白天补睡比平常睡眠还要多上一两个小时，但由于生物钟的紊乱会引起不良后果，白天困倦、注意力涣散，晚上失眠睡不着。

正因为人体不能储存睡眠，因此，睡眠最好不要预支。睡眠太少往往会欠"睡眠债"，就像银行取款透支一样。现在，一些人认为身体好就可以少睡觉甚至不睡觉，或者过后补觉，都是不正确的睡眠认知。所以说，补觉是很不科学的。

■■ 二、早点上床没必要 ■■■■■■

只要有过失眠的经历和体验，或者即便自己没有这样的经历和体验，但周围人的失眠经历也可能会引起某种潜在的失眠焦虑情绪，让人感到失眠很痛苦，从而对睡眠产生了深深的恐惧，甚至把睡眠当作生活中最重要的事情。从而希望通过延长躺在床上的时间来改善睡眠。

晚上很早就躺在床上了，等待睡眠的到来，对睡眠的期盼、等待的心理反而让大脑皮层更加兴奋，影响了正常的睡眠过程。强调了很多次，睡眠是一个自然而然的生理过程，有了困意再躺在床上，会很快地入睡。

很多人因为自己睡不着，就逼自己早点上床，这样的行为是非常错误的。睡不着说明身体还不需要去睡。睡不着就睡不着，不要躺在床上，等我们累了再上床，躺在床上先睡心后睡眼，自然就睡着了。不管晚上是几点钟睡着，第二天6点半就起床，起来后出去锻炼身体，出去工作或者和别人交往，才是合理的。白天活动一天之后，晚上回家就觉得很累了，累了就睡了，之后再6点半起床，以后每天都这样，白天不赖在床上，晚上累了再去睡，没困意的时候就不上床。

■■ 三、按时睡觉不是固定时间睡觉 ■■■■■

每个人都有自己的睡眠生物钟，这是在年复一年、日复一日的生活中形成的。每天晚上相对固定的时间上床睡觉，有助于生物节律的形成，有助于身体健康。

但是，按时并不一定是固定的时间，而是一段适当的时间，可能因为困了会提前睡，也可能因为有事情晚睡。正常的神经系统会随着不同的情况作出调整，不会要求在固定的时间必须睡觉。相反，如果太过于强调固定的时间点，一定要求自己几点睡着，这样刻意地要求反而不符合睡眠自然生理过程的规律，对睡眠起到破坏作用。数百万年以来人类已经进化而来一种适应能力，如果太过于强调时间，无意中把这种认真的态度放在了上床休息的时间上，无论做什么事或者日常活动都有一个顺序表，这些事情的前面都有一个清楚的时间，一旦这种顺序或者时间被打乱，内心里涌现出来的就是不可控制、被动无力的感觉，内心就会对这种所谓混乱局面充满了焦虑。无论在平时的工作和生活中是怎样的中规中矩，但这放在睡眠这个问题上就是不够成熟和不自信的表现。

从另外一个角度讲，由于一些特殊的原因，已经过了固定的上床睡觉时间，因为处理一些事情，推迟了上床的时间，导致出现了失眠。但实际上人体应该比以前更累更疲倦，神经系统的能量消耗更多，这时应该更容易睡下去才对！

为什么推迟了时间自己反而睡不着了？人的生物节律并不是一成不变的，是可以随着不同的情况而变化，真正会干扰睡眠的是因一些事情被迫推迟了上床的时间带来的心烦、焦虑和担心睡不着的情绪，破坏了自然的心理生理过程。

也有的人要求自己"一定要准时上床"，那也是因为害怕过了固定的时间就睡不着了。准时上床说明这些患者是一种强迫型或者完美型的人格倾向，此时此刻那种完美型的人格倾向体现到了上床睡眠这件事上了。一个认真甚至是有点较真和固执的人，无意中把这种认真的态度放在了上床休息的时间上。

四、中途醒，莫慌张

睡眠中途醒来是一件正常的生理现象。我们都有过这样的经历，每一个人在自己出现失眠或早醒症状之前的全部生活中，都曾有过因各种原因中途醒来，比如中途起来上厕所、被风雨雷电惊醒、被别人打扰等中途醒来。

但那个时候我们并不在意这个过程，中途醒来后，只要那些干扰、导致中途醒来的原因消除了，会自然而然地再次睡着了，而且更快地睡着。特别是过去可能由于工作性质，常常睡梦中被电话干扰、被声音干扰或被其他的事情干扰了，可能有一次偶然的中途醒的过程，让我们感到痛苦了，醒来再也没睡着，时间久了，会让心理产生一种无奈的情绪，心理烦了，厌倦了，但那又是工作，没有办法阻挡或拒绝，迫不得已我们长期生活在这种干扰和心理矛盾当中，生活在一种对中途被干扰的矛盾情绪中，从而现在只要一有这种干扰，就会特别烦恼。即使没有过去那种干扰，无论什么原因，有没有原因，只要中途醒来，心里的那种情绪就自然而然浮现和升起，从而导致现在中途醒或醒来再也睡不着。这是由于自己过去那种不良的情绪根植在心中，根植在记忆中，根植在潜意识中。

按道理讲，如果一个人睡眠时中途被干扰了，或者睡眠被干扰多了，从生理学的角度来看，醒来后，只要事情一过去，心情一平静，情绪一稳定，神经系统就能够很快地稳定下来，很快从兴奋转到抑制，因为累了，会睡得更快了。人在睡眠的过程中，脑电波的活动是有一定规律的。快波睡眠和慢波睡眠交替出现，深睡眠和浅睡眠交替出现。慢波睡眠多数出现在前半夜，快波睡眠多数出现在后半夜，在快波睡眠时人的神经系统处于相对活跃的状态，呼吸加快、眼球快速运动、做梦等，这个阶段人很容易觉醒，但醒来时大脑皮层大部分处于抑制状态，翻个身，上个厕所，还可以很快地入睡。

所以，中途醒来是正常的生理现象。只是人们对中途醒来的反感、拒绝与烦恼，让大脑皮层又产生一个新的兴奋点，所以很难再睡了。当明白了这些道理，理性地接受中途醒来这样一个自然的过程，特别是潜意识中不再拒绝这样一个正常过程，就可以再次进入一个自然的睡眠状态。

五、打破循环——不再反复看时间

晚上睡不着的时候，很多人忍不住去看时间，这仿佛成了一个固定的行为。的确，当大家都在睡梦之中，只有一人独醒，辗转反侧难以入眠之时，会感觉到一种莫名的烦躁、焦虑，弥漫整个黑夜。努力地闭上双眼，努力地去睡眠，但偏偏睡不着，忍不住睁开眼睛，看看几点了，看看自己的努力打发了多少黑夜。然而，在这种焦虑心境的放大作用之下，感觉仿佛度秒如年。于是，漫漫长夜在此刻变得好像等不到天明，开始害怕夜晚，害怕睡眠，害怕自己夜里会睡不着。想证明自己对失眠不是无动于衷，是做过努力的，希望得出这样的结论："失眠是个人控制之外的，无论怎么样努力都不可能睡着，你看，明明让自己好好放松了，但还是睡不着，我三点还没睡着，因为每过半个小时我就会看一次表，证明我还是醒着的。""我应该在十二点睡着，但是到十二点半我还没有睡着，我觉得我应该会在一点就睡着了，但到了那个时候我依然醒着，我忍不住去看表。有时候我特别想知道这一晚究竟是什么时候睡着的，但每次看过表后，我就会心里咯噔一下，这么晚我怎么还醒着。"

　　这样的感觉会立刻激活我们的植物神经，出现心跳加快，大脑皮层觉醒，心里的不耐烦、恐惧袭来，更让我们长吁短叹、翻来覆去，睡眠这个自然现象被自己设定的这些看表动作击碎，看表的行为仿佛是给自己的意识状态设定了几个标记，每看一次表，重新回到"觉醒—心烦—努力—觉醒"这个循环，看表行为就是这个循环的触发点，现在我们要努力去打破这个循环，而不是反复强化这一循环。

六、别把认真用错地方——每天定点早醒

　　存在这个问题的人，往往是性格比较认真严谨的人，但是这份认真用错了地方。从第一次失眠开始就把过于认真的性格放到了自己的睡眠上，总是过度关心自己的睡眠，关注自己几点睡几点醒，晚上躺在床上的时候担心第二天会早醒，担心醒来后会再也睡不着。在这种担心情绪的伴随下渐渐入睡了，睡到后半夜醒来了，因为太关注自己的睡眠了，又赶紧去看醒来的时间点，结果使原来处于睡眠状态的大脑立即兴奋了起来，再也睡不着了，越渴望睡就越睡不着，越睡不着就越担心焦虑，反复看时间，越来越烦躁焦虑，睡意全无。这次早醒的经历在潜意识中留下了深深的印迹，从此开始更加关注自己的睡眠，关注自己醒来的时间点。

　　其实睡眠是没有固定的时间点的，几点睡、几点醒都是生理机能自然而然地调节，偶尔的睡眠不好，偶尔的早醒也是正常的。这是因为把过于认真和追求完美的心态带到了睡眠中才会对自己醒来的时间点那么在意。每个人每天晚上都要经历浅睡眠 - 深睡眠 - 做梦期循环的过程，在浅睡眠的过程中醒来是很正常的，虽然醒了，但是大脑还是处于放松的状态下，只要不去看时间，不担心自己会再也睡不着，告诉自己还没有睡够，就会一直睡到第二天早晨。只要不再关注睡眠和醒来的时间点，每天都自然地入睡，自然地醒来，定格在潜意识中的那个时间点就会消失，很快就会恢复自然的睡眠过程。

　　所以，如何正确地理解睡眠过程，改变自己的认知，对睡眠非常重要。

第五节　学会"放下"才能随时入睡

一、不困也要上床睡觉

很多关注养生的人，都会觉得"我一定要晚上 11 点前上床，不然会影响我的健康""我还不困，但我要先上床，酝酿睡意"。还有一些人，觉得最近没睡好，要好好休息一下，于是晚上八九点就上床睡觉，即使没有睡意，也会躺在床上等待睡眠。

中医学认为，晚上人阳气衰弱，阴气旺盛，阳气入于阴气，人才可以安然入睡。晚上 8 ～ 9 点钟是阴气未胜阳气未衰的时候，这时候阳气不能自然地入于阴气，人体尚不能达到阴阳平和、互根互藏，这时候是不适于入睡的，尽管我们早早躺在床上也是不能很快入睡，反而会加重因为睡不着而带来的焦虑和恐惧，焦虑情绪把本来应该有的睡意都赶跑了，失眠就这样形成了。

所以太早睡觉是不科学的，也没必要。可以用这段时间去做一些事情，去散散步、读书、看电视、干点家务，让精力得到充分的释放，一直到晚上 11 点或 12 点累了，再躺在床上，加上这个时间是阴气胜阳气弱，阳气逐渐入于阴气的时候，躺在床上身心放松，自然而然就会很快睡着了，一直睡到第二天早晨 5 点或 6 点醒了，就该起来了。有的人醒了还躺在床上希望能够多睡一会，其实这种做法也是错误的。长时间躺在床上对于人的身体健康是不利的，久卧伤气，长时间躺在床上会使人阳气不足，白天没有精神，这样对于白天的生活、学习、工作都是不利的。早晨阳气开始旺盛，万物开始苏醒，这个时候躺在床上也不会获得高质量的睡眠。一日之计在于晨，新一天的生活开始了，我们应该随着朝阳起床去锻炼身体、吃早饭。只要保持良好的睡眠习惯，晚上累了才去睡觉，早晨醒了就起床经过一段时间的调整一定会改变现在的失眠状况，重新获得良好的睡眠。

■■ 二、睡前讨论、思考问题会失眠吗 ■■

很多朋友们都认为如果睡觉之前讨论问题或进行大量的思考会引起失眠。从表面看是这个道理，但实际上，讨论问题和思考本身是一个大脑皮层消耗能量的过程，从神经生理学的角度来看，激烈地讨论之后，神经系统很快从兴奋转为抑制，而逐渐进入睡眠。讨论问题从某种角度来说不仅不会引起失眠，反而容易引起神经抑制和睡眠。但为什么我们思考讨论之后又难以入眠呢？恰恰是因为，讨论之后，由于讨论问题找到了答案，有了比较满意的结果，从而引起了情绪亢奋，这种亢奋本身说明我们非常感性，容易停留在当时的兴奋当中，从而导致了失眠。其实，答案找到了，问题解决了，神经系统应该安静了，过去的问题已经过去了，该是睡觉的时候了。如果这时候还在兴奋着，就应该先平复情绪，收回兴奋，理性地冷静下来，才可以上床睡觉。如果还睡不着，就不应该上床，晚睡一会儿也是可以的，不会影响身体健康。

　　或者可能由于讨论问题、思考问题，与朋友伙伴们发生了激烈的争论，甚至争吵，激烈的争论和争吵破坏了个人情绪，使人们睡不着。这个时候可以先不上床，先消消气，分析争吵的原因。人与人之间的不同观点，是由于不同角度、不同认知、不同知识、不同追求等原因造成的，是可以通过理性地分析问题、换位思考，从讨论、争论、争吵的不良感受里以理性的角度走出来，让情绪安静下来。事情已经过去，神经系统有疲倦感，很快抑制下来，这样达到先睡心后睡眠，就会睡着了。

　　或者可能讨论一个问题，没有结论，没有答案，带着遗憾的心情去睡觉，也会睡不着的。其实这个时候人们根本不想睡觉，只是时间太晚了，就带着不得不去睡的心理去睡。于是试图强迫自己不再去考虑刚才讨论的问题，强迫自己赶紧睡觉。但实际上，为自己的讨论没有结论而感到痛苦和遗憾，还在深深地考虑当中，人们的潜意识还在试图找到讨论问题的答案。这时是矛盾的、冲突的，所以这个时候也是睡不着的。其实，人生的旅途中，这样的问题会有成千上万，未来的时间还很长，把一些没有结论和结局的问题先放下来，留着今后慢慢考虑，人生才会回味深长，才会更有意义。今天没有结论的讨论，没有思考出来的事情暂时不再思考。平静自己的情绪，放弃自己的执着和追求，神经系统已经消耗了，累了，自然而然要睡了。

三、床上看书、打游戏一定会睡不好吗

　　现在很多人喜欢睡前在床上看书、打游戏，之后出现睡眠不好的问题，人们认为是睡前的活动引起了失眠。实际上这些活动本身不会

直接引起睡眠问题，而是在睡眠时还沉浸在那种状态中，还带着问题、带着情绪去入睡导致失眠。其实，这个时候人们的内心并不想睡觉，只是看时间太晚了，试图强迫自己不再去考虑书中描写的内容，强迫自己离开游戏，压制自己摆脱游戏过程中或输或赢带来的某些情绪，强迫自己赶紧睡觉。但实际上，人们恰恰还沉浸在书的内容当中，或者沉浸在打游戏的赢的快乐和输的痛苦、遗憾当中，这时是矛盾的，冲突的，所以这个时候是睡不着的。既然我们准备睡觉了，那些看书或者打游戏的活动都已经结束了。而且那些都已经消耗了人们的体力、精力，神经系统已经累了，人们会自然而然地入睡了。

四、不畏惧干扰

研究发现，有些患者有这种情况，认为"自己睡眠的时候不能有任何干扰"，也就是说，只要一有干扰就难以入睡，哪怕是睡着了都会立即醒来，导致再入睡困难，从而在心里形成了某种自我感觉"我睡眠的时候任何干扰都不能有"。

恰恰是因为之前有过失眠的体验，所以一旦再次失眠，不自觉地会对睡眠更加关注，不仅关注着睡眠，甚至关注与失眠有关的所有事情，比如睡眠的环境等。人们关注着周围的一切，哪怕是很小的响声，微弱的光线都会不由自主地去注意它。越是睡不好，人们对环境要求越高，越会把注意力集中在外界环境上，不希望有任何干扰，一旦有声音或者光线的刺激，就期望赶紧排除这种干扰，一旦不能如愿，就会产生烦躁的情绪。这种烦躁的情绪和期待的心理让大脑一直保持着警觉的状态，越来越紧张，从而破坏了自然的睡眠状态。

　　睡不着的根本原因是人们依赖一个完全安静、完全没有光线、舒适的环境，期待完美的睡眠，对睡眠和睡眠的环境过度关注，环境改变带给我们烦躁和焦虑的情绪影响了正常的睡眠过程。那些在工地上睡觉的农民工、公交车地铁上的上班族，那么嘈杂的环境，烈日炎炎，风沙漫天，空气污浊，没有床，没有舒适的被子，依然可以睡得很好。所以让我们的失眠加重的，根本不是声音、光线的干扰而是我们对睡眠环境的关注和过度要求，让自己内心极力去排斥这些自认为是干扰的因素，放大这些干扰的影响，将音或者光线与失眠之间的关系定义为因果关系。其实，有时候这只是因为自己的一些想法、一些期待破坏了自然睡眠的过程。

▓ 五、不要控制胡思乱想、浮想联翩 ▓

　　每天晚上睡觉前，是有睡眠问题的人最痛苦的时候。夜深了，躺在床上希望自己能够很快地入睡，可是躺在床上了，周围也安静下来了，头脑中却总是静不下来，以前经历过的很多事情或白天发生的事情，甚至根本没有发生过也不可能发生的事情趁着安静的夜色进入了大脑。那些事情就像演电影一样出现在大脑中，栩栩如生，让人无法安静下来，无法进入睡眠状态。人们极力控制自己不要去想，赶紧入睡，可是却无能为力，反而让自己更加烦躁、焦虑。长时间经历这样的过程就会对睡眠产生恐惧，每当夜幕降临，万物寂静的时候就会担心自己失眠，担心那些乱七八糟没有意义的事情会一件件出现。人们再一次极力地去压抑这种想法，这种压抑的过程让人更加痛苦和焦虑，这种痛苦和焦虑的情绪破坏了自然的睡眠过程，加重了失眠。

　　所以，其实不是头脑中那些事情的出现引起了睡眠不好，而是由不断去压抑这些想法时产生的焦虑情绪引起的。平时白天工作、学习、生活非常忙碌，大脑忙于应付这些日常工作，所以很多不重要的，或者是以前发生的事情在白天忙碌的状态中暂时被忽视了，晚上当人们安静下来，那些白天被人们忽视的事情就会出现在大脑中，这些都是正常的生理现象。只是大多数的人都不去压抑这些想法，事情出现了就去想一下，想累了自然而然地就睡着了。而有睡眠问题的人们由于长期以来对于失眠、对于入睡困难的关注，使自己特别注意到这些想法并极力压抑这种想法，从而这些事情引起的不良情绪导致了失眠。

　　人们躺在床上全身放松，不去关注自己的睡眠，也不再担心睡不着怎么办，保持一种放松的状态，如果头脑中出现了一些过去发生的事情，那说明大脑正处于睡觉前的放松的状态，不用紧张，也不用压抑它，既然它出现了就自然而然地去想一想，在想的过程中会发现一些更好的解决方法，即使想不出什么结果，想着想着就累了，想累了就自然而然地睡去了。每个人在睡着前都要经历一个睡眠前的过程，这个过程是大脑放松的过程，在这个过程中想一些事情也是正常的，所以不用刻意地去安排自己的睡眠，顺其自然反而会睡得越来越好。

第六节　工欲善其事，必先利其器

一、适合自己最重要

不合适的枕具，会导致人们不良的睡姿，使得人们不仅睡觉睡不安稳，影响次日的精神状态和工作情绪，而且容易增加脖颈及腰部肌肉的负担，造成脊椎骨骼的变形。所以枕头的高度、形状与柔软度，以及床铺的软硬与弹性，就显得相当重要。

柔软的弹簧床或水床会使得人们的臀部和胸背部呈 W 形下陷，导致颈椎向前弯曲；侧卧的时候，颈椎也会向侧面过度弯曲，以致颈椎及腰椎肌肉处在紧张状态中，早上醒来会出现颈肩僵硬和腰部酸痛。很软的床铺看起来很舒服，其实刚好相反，挑选些稍硬的床褥才能够保持脊柱的生理弯曲，不会对颈椎及腰椎产生压力与负担，但过硬的床铺会给我们的睡眠带来强大的不适感，俗称"硌得慌"。对自身而言，过高的枕头会造成颈椎前倾，破坏颈椎正常的生理前曲曲度，压迫颈神经及椎动脉，引起颈部酸痛、头部缺氧、头痛、头晕、耳鸣及失眠等脑神经衰弱的情形，相反，不睡枕头或枕头过低，脖颈会向后反翘，会增加颈椎肌肉负担。

所以选择软硬适中，适合自己与家人的床、枕头、被褥很重要。

1. 如何给小宝宝选床

婴幼儿的床，一般采用平板床，床上铺上几层柔软的床垫，使整个身体在接触床面时，能够保持身体的平展，不至于因床铺的折叠而产生皮肤疮疖。同时考虑床的透气性，透气性好不会让孩子产生湿疹之类的皮肤病。平整的床铺，对生长发育的小婴儿的翻身也有好处。会爬、会走的小孩子床边还要有护栏，以防夜间睡眠时翻身坠落。

2. 如何给青少年选床

青少年的床铺最好采用木板床，因为木板床有利于孩子矫正脊柱发育不良。家长朋友们需要注意的是，不要让孩子长期睡软床，也不要让孩子在沙发床上看书学习，否则会影响孩子的骨骼发育。

3. 如何给成年人选床

成年人的床具，应本着舒适、宽阔，便于翻身的原则。如果患有某种疾病，可根据自身病情需要选择矮床、沙发床、半躺床等，以减少在睡眠中出现身体不适。

4. 如何给老年人选床

老年人的床应以软硬适中为宜。老年人多有骨质疏松及老年性骨关节炎病，睡软床、钢丝床和松弛的棕床都不适合。因为不论哪种姿势睡眠，这种床都会使床的中部下陷，改变脊柱的生理状态，可增加病痛，长期使用此种软床会使没有脊柱疾病的老年人患上脊柱疾病。而木板床太硬会使肌肉松弛的老年人产生褥疮。最好的办法是用平板床加厚垫或软褥，以使身体保持基本生理状态。

二、舒服的、熟悉的床重要吗

在条件允许的情况下，适当调整床的大小、高低、位置，以创造更好、更舒适的睡眠的环境，但它并不是一个必要的条件，不是一个必须存在的条件。

任何人只要累了，无论在什么地方，什么环境中，有没有床都可以睡下去。人们之所以把换环境甚至换个床就会失眠作为理由，因为从小形成的依恋性格（人格），把小时候对父母（爷爷奶奶）等的依恋，长大后对爱人、孩子的依恋，对家庭的依恋转移到了睡眠中，产生了对特定的卧室和床的依恋。可以看到人们的这种依恋是多么的幼稚，像个孩子一样期待着那种依恋的感觉，一旦找不到那种依恋的感觉就会失眠，这才是换环境、换床就失眠的真正原因。所以有没有一张舒服的、熟悉的床就没有那么重要了。

第七节 "安乐窝"的睡眠魔法

睡眠离不开卧室，卧室的环境直接影响睡眠的质量。卧室的设计、温度、光线、周围环境等，都是在睡眠养生中需要重视的。

■■■ 一、卧室设计的催眠旋涡 ■■■

古人在设计卧室时不求富丽堂皇，但求与自然协调，主张淡泊宁静，贵在心静。《遵生八笺·起居安乐笺·恬逸自足条》说："所寝之室，名安乐窝，冬暖夏凉，遇有睡思则就枕。其诗曰：'墙高于肩，室大如斗，布被暖余，藜藿饱后。气吐胸中，充塞于宙。'"良好的卧室设计要求是：通风、采暖良好，没有气味，卧具适宜，冬暖夏凉。

中国人对卧室的要求，力求淡雅，故常选白色。中医学根据五行学说的原理主张依据阴阳二十五人的特性选择颜色。一般选择淡青色、淡蓝色作为卧室的颜色，而不选红色、黑色。朦胧色是在原色中混合加入白色，使之成为一种柔和的中间色，其变化微妙、引人入胜。它不仅满足人们的使用功能，更能满足人们的精神需求，即心理上的审美需求。

卧房的色彩对人的身心有一定的影响。根据色彩适应的原理，纯度较高的色彩硬质感强，且有动感，长时间处于这种环境下容易产生视觉疲劳，从而使人感到烦躁不安。而较深重的色彩环境，又会使人有沉闷压抑及不舒畅之感。因此，淡而不薄、厚而不重的朦胧色在卧室中出现，平衡了人们的视觉效果，对因工作带来的疲劳与压力也有一定的缓解作用。

二、与黑暗如影随形的睡眠

日出而作，日落而息，人类自古以来都遵循着天地法则，在黑暗来临的时候悄然入眠。人类的生活需要光线的照射，这些光线是在一定光照度下使用的。然而对于睡眠来说，却不需要较强的光照度，《老老恒言·安寝》指出："就寝即减灯，目不外眩，则神守其舍。"

当光线过强时，人们很难入睡，甚至彻夜难眠。连续 3 天在强光线下睡眠，会使人的思维结构发生紊乱，如长时间不能入睡、失眠，甚至会产生谵妄，或者精神失常。人类的睡眠需要暗光线，这是人类长期进化的结果。原始人类居住山洞或棚户中，暗光线促进了人的睡眠，在没有发明电灯之前，暗光线长期影响着人的睡眠。因此，强光线对人类的睡眠是不利的。由于现代社会出现大量使用强光线环境，已有部分人的睡眠类型发生了改变，比如当白昼时间变长时，北极圈周围的人就会出现精神症状。

然而也有一部分人更习惯开着灯入睡，究其原因，大多是对黑暗存在恐惧心理。所以，他们在光线的照明下反而能够安然入睡。

美国国立生物技术信息中心（NBCI）的一份睡眠研究报告表明，在特定的红橙光作用下，会激发褪黑素的自然分泌，因此人们会更快入睡。类似的研究成果被应用于助眠智能灯的发明中，目前市面上的助眠灯层出不穷、功能丰富，但其效果也因人而异。虽然光线对人的睡眠有很大的影响，但人在疲劳的情况下，短时间内光线对人产生的影响是有限的。

三、眠于火炉和冰窖

是否体验过在没有空调的炎炎夏日，躺在床上汗流浃背？是否体验过在没有暖气的寒冷冬日，缩在被窝里瑟瑟发抖？当人们置身于火炉和冰窖中，感受灼心的炎热和刺骨的严寒，怎能安然入睡？即便是睡着了，又如何能睡得踏实？

过冷、过热，都会使人神不守舍，魂魄不宁，甚至辗转难眠。古人认为，人在睡觉时，头部不要面向热源，如暖炉、暖气片。如果经常这样，会让人感到头晕、眼干眼涩、鼻干甚至流鼻血，还易诱发痈疽疮疥等病。

有研究显示，人在21～24℃时，感到最舒适，睡眠的效果最好。但这只是人睡眠时的理想温度，根据人的生活环境与生活条件的差异，对睡眠时的温度选择有很大的区别，可能高于或低于这个温度范围，不必过于拘泥。

睡眠时的温度保持恒定，对有些家庭来说，还有一定的困难。因此，应根据卧室环境合理管理温度变化，并记住睡眠时的一些注意事项：

（1）冬季不要因为室温低而蒙头酣睡，以免影响呼吸，导致窒息。

（2）夏天不要因为室温高而放弃被盖，夏天的凉风一样伤人。

（3）当出现发热时，应及时退热；出现低体温时，应服热饮，并慎用安眠药物。

四、金窝银窝不如自己的老窝

环境对于睡眠有重要的影响，很多人离开长期习惯的睡眠环境后会出现不同的睡眠问题。究其原因：一是因为某种与入睡相伴随的行为习惯，如长期看电视入睡，形成了对电视的依赖，一旦没有电视可看就会失眠，这种失眠又称入睡条件性失眠。二是环境不良因素对睡眠造成了直接影响，即真正的环境性失眠。常见的因素有严寒、酷暑、噪声、强光等，或处在需要保持警惕的环境下，如守护患者、身处危险场所。

另外，有些人在旅游中也会出现失眠现象。由于初到某地，睡眠环境有所改变，再加上温度、湿度的变化、噪声的影响、光感和气味的变化，造成入睡困难，即所谓"择席"。引起"择席"的其他原因可能是过度兴奋、疲劳等。

要克服"择席"，首先要保持情绪愉快，尽可能保持平时的饮食、起居、睡眠的时间和习惯。同时，避免过度疲劳和兴奋。当睡眠环境改变时，应尽快适应新的睡眠环境，克服生疏感。

实际上，临床上绝大多数由于环境影响而失眠的病例都属于假性环境性失眠，表面上是声音、光线等外界环境刺激导致失眠，实际上是由于个体的适应环境变化的能力不足，心理上惧怕干扰而导致的失眠。在吵闹的火车上、地铁上仍然有很多人能够安然入睡，甚至因为没有听到报站信息而错过下车的比比皆是；在菜市场经常能够看到婴儿伏在家长的背上酣然入梦。这样的环境不可谓不喧闹，但正因为他们不惧怕干扰，所以能够随时随地想睡就睡。

其实，只要保持平和的心态，真正做到"恬淡虚无、精神内守"，克服环境对睡眠的不良影响是完全可能的。

第八节　婀娜多姿的"睡美人"

古人常说："卧不覆首，眠不北向"，睡眠姿势不对常常会引发一些疾病或增加某些疾病的发病率，所以保持正确的睡眠姿势与方向对身体健康有着不容忽视的作用。尤其对于那些已患有某些疾病的老年人而言，选择适合自己的睡眠姿势就更为重要了。

睡眠的姿势大体上不外乎仰睡、俯睡、侧睡（患有某些疾病的特殊患者，须采取某种特殊姿势或避免某种姿势），俗话说："立如松，行如风，坐如钟，卧如弓"，这"卧如弓"指的就是睡姿，以略为弯曲的侧睡为好。

因为仰睡时身体和两腿都是伸直的，肌肉不能完全放松，所以不能得到充分的休息；有时两手会不自觉地放在胸前，容易引起做噩梦；睡熟后，舌根容易下坠而造成打鼾，口水容易流入气管而引起呛咳。青少年仰睡由于被褥的压迫与紧身内裤的摩擦，还容易引起遗精现象。

俯睡时除身体及腿部肌肉不能完全放松外，胸腹部受到压迫，会影响心肺的功能；为了避免口鼻被枕头捂住影响呼吸，就得长时间地把头转向一侧，这样反而容易导致落枕（颈肌扭伤）。

侧睡时，脊柱略向前弯，四肢容易放到舒适的位置，全身肌肉得到放松，较前两种睡姿而言弊端更少。一般认为，向右侧睡优点较多：因为心脏偏左，右侧睡心脏受压少，这样有利于减轻心脏负担，利于心脏血液回流和排出；而胃通向十二指肠以及小肠通向大肠的口都向右侧开，右侧卧位有利于胃肠道中内容物的顺利运行；肝脏位于右上腹部，右侧卧时它处于低位，因此供应肝脏的血液充沛，有利于对食物的消化、体内营养物质的代谢、代谢物的解毒以及肝组织本身的健康等。

实际上，人们在整晚的睡眠过程中，不可能保持一个固定姿势不变，到一定时候就会自行翻身或改变四肢的位置，以维持舒适的体位。人在睡眠过程中，只要能迅速入睡，没有不舒服的感觉，掌握一个卧位就可以，不必太拘泥。

第九节 白天更懂夜的黑

人的一生有 1/3 的时间在睡觉，而剩下 2/3 的时间则被各种各样的日间活动所占据，这才是人生的重头戏。这些日间活动对于睡眠的影响意义深远，处理好白天的生活情趣、人际关系、社会化程度，有利于获得一个良好的睡眠，因此白天更懂夜的黑。

一、白天充满情趣，做梦也是甜的

充满情趣的生活，必然意味着体力和脑力会有一定的消耗，而身体的这些消耗则需要睡眠来弥补，因而可以促进睡眠的进行，帮助我们睡得深、睡得沉。另外，生活情趣带来的积极情绪也对睡眠有正向作用。研究表明，具有积极情绪的人，也就是感受到快乐、开心、兴奋、满足的人，会有更好的睡眠；而这样更好的睡眠，反过来又会帮助他们保持良好的情绪状态。反之，睡眠问题和情绪障碍之间则会形成恶性循环。

二、把睡眠当成朋友

如果把睡眠当成朋友，按照一贯的人际关系处理方式，有信心处理好这段关系吗？换言之，对自己的人际关系有信心吗？《个人关系杂志》上的一项最新研究表明，人际关系对睡眠质量有着深层次的影响，如果人际关系紧张，会让人们的睡眠质量变差。如果一个人拥有良好的人际交往能力，为人处事中充满关心和信任，善于解决冲突，这些特点和 TA 的其他一些积极的性格特征有利于在出现压力时减轻压力，这导致其睡眠质量更好。比如拥有良好伴侣关系的人，同样在对待家人和同事时会表现出更多的关爱和正确的反应，这有利于减少冲突。如果遇到无法抗拒的压力（比如失业、家庭成员死亡）时，拥有良好伴侣关系的人更善于与生活中其他人交往，这有助于 TA 们应对突发的生活压力并妥善处理。

三、倍感空虚的深夜

一个人从出生到成年，要经过"社会化"的过程，从"生物人"变成"社会人"。人具有双重性，一方面具有与动物相似的生物特性，另一方面又具有社会性，而作为"社会动物"的人，社会性十分重要。社会化程度是衡量一个人心理健康的重要指标，一个社会化程度低的人，往往封闭自我、与社会脱节，难免在深夜感到空虚、寂寞。一个人身处社会之中，与社会的各个方面产生联结，努力为他人和社会贡献一份力量，这种社会化程度高的表现反馈给个体的不仅是充实感和满足感，也赋予了个体一觉醒来后的生活动力。生活有了奔头，又怎么会受睡眠问题困扰呢？

很多人在失眠之后，没有心思或者刻意减少了白天的活动，结果适得其反，到了晚上更睡不着了。白天休息也许能够弥补一部分前一晚睡眠不足带来的困乏，但如此一来能量就消耗少了，晚上会更睡不着了。正确的做法是，失眠之后应该根据身体的情况，量力活动，甚至尽可能多地活动，身体累了，晚上自然而然就能够睡着了。

第八章　睡眠与中医

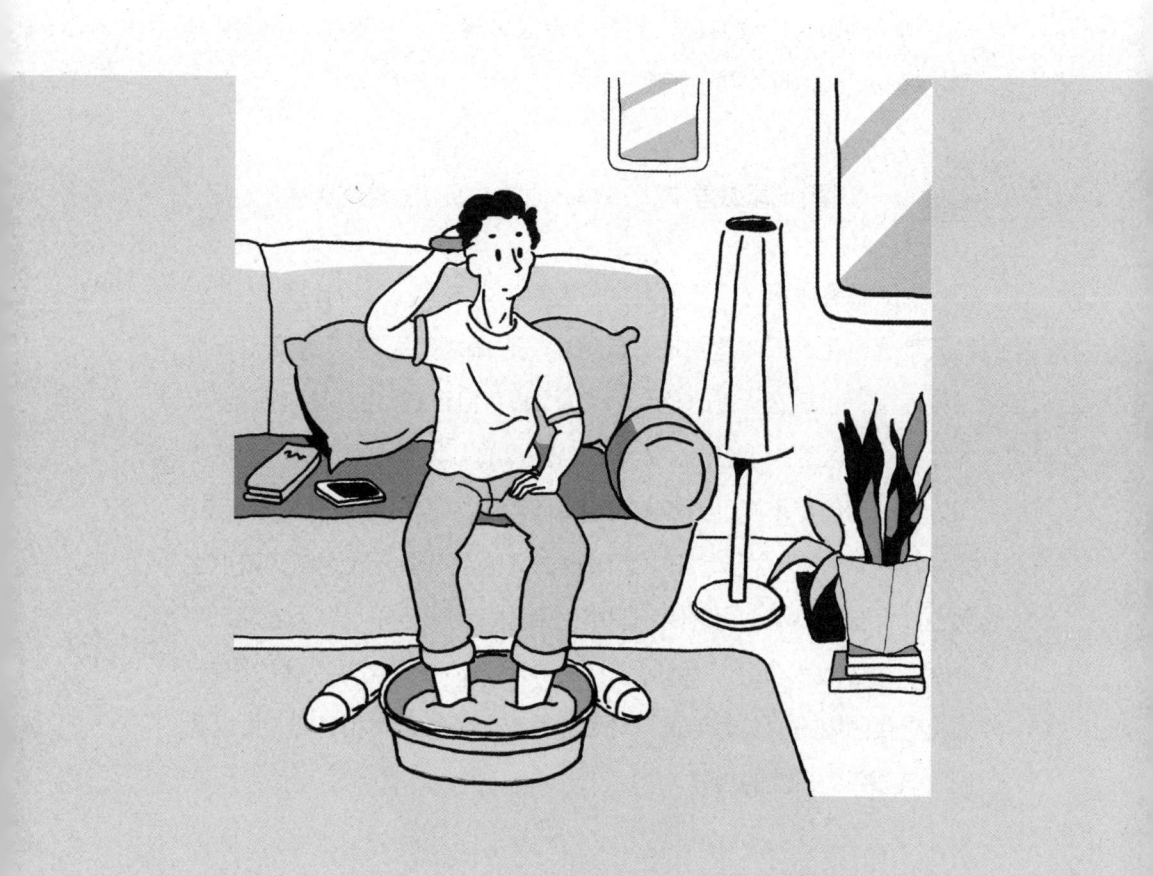

第一节 睡眠的形成：寤和寐

《诗经·国风·关雎》有言："窈窕淑女，寤寐求之。求之不得，寤寐思服。"这里的"寤"是醒时的意思，"寐"是睡时的意思，"寤寐"就是醒着和睡着的时候，这里用"寤寐"代指日日夜夜以表达思念之切。中医关于"寤寐"的形成有很多观点，主要有阴阳睡眠学说、营卫睡眠学说、神主睡眠学说等。

一、阴阳睡眠学说

中医重整体观念，以天人合一为养生之本，《黄帝内经》曰："人以天地之气生，四时之法成，天地合气，命之曰人。"人是禀受天地二气而生，生活在天地之间、六合之内，并且依赖自然环境而生存。人体是一个浓缩的小自然，人体与自然界的万物都是同源之气，是阴阳之气的运动变化产生了复杂的生命活动。《素问·金匮真言论》说："平旦至日中，天之阳，阳中之阳也；日中至黄昏，天之阳，阳中之阴也；合夜至鸡鸣，天之阴，阴中之阴也；鸡鸣至平旦，天之阴，阴中之阳也。故人应之。"阐明了自然界阴阳消长变化对人体的影响，人体昼夜阴阳的消长运动是与自然界昼夜的消长运动相应的，所以我们应该顺应大自然的规律。

人体的生命规律与自然界的阴阳变化规律相一致，地球自转形成昼夜交替，人体遵循这样的规律形成"日出而作，日落而息"的生活方式，逐渐形成人体的寤寐周期。人体睡眠是机体生命活动中最基本的需要，其规律主要源于自然界昼夜阴阳变化。阴气主抑制、宁静，阳气主兴奋、躁动。当阳气消减阴气旺盛时，人体的机能状态由兴奋转为抑制状态，生命活动就表现为由机能活跃转到睡眠状态；当阴气逐渐减弱而阳气旺盛时，人体的机能状态由抑制转为兴奋状态，生命现象表现为从睡眠中觉醒并逐渐兴奋。阴阳的消长变化是人体睡眠的根本机制。人体的睡眠也是与自然规律相一致的具体体现。

二、营卫睡眠学说

《灵枢·大惑论》讨论了"病而不得卧"和"人之多卧"的原因，"卫气不得入于阴，常留于阳。留于阳则阳气满，阳气满则阳蹻盛，不得入于阴则阴气虚，故目不瞑矣"，即卫气在白天行于阳分，人处于清醒状态，夜间卫气入于阴分，人就能入睡。如果卫气不能入于阴分，而经常停留在阳分，就会使卫气在人体的阳分处于盛满状态，相应的阳蹻脉就偏盛；卫气不能入于阴分，就会形成阴气虚，阴虚不能敛阳，所以人就不能安睡。"夫卫气者，昼日常行于阳，夜行于阴，故阳气尽则卧，阴气尽则寤……留于阴也久，其气不清，则欲瞑，故多卧矣……卫气之留于阳也久，故少瞑焉。"这告诉我们卫气留于阴阳状态和睡眠密切相关。

《灵枢·营卫失常》是讨论营卫和睡眠机制的专篇，具体阐述了营气和卫气的生成和循行。卫气的循行由阳经入于阴经，在人体表现为寐，由阴经出于阳经在人体表现为寤，卫气周而复始的运行，形成了人体昼夜睡眠的节律。"卫气行于阴二十五度，行于阳二十五度，分为昼夜，故气至阳而起，至阴而止。故曰日中而阳陇，为重阳，夜半而阴陇为重阴，故太阴主内，太阳主外，各行二十五度分为昼夜。"《灵枢·邪客》中分析了目不瞑的病机："昼日行于阳，夜行于阴，常从足少阴之分间，行五脏六腑，今厥气客于五脏六腑，则卫气独卫其外，行于阳，不得入于阴。行于阳则阳气盛，阳气盛则阳跷陷，不得入于阴，阴虚，故目不瞑。"由于营卫协调与人体的抗邪能力有关，故外邪侵袭是导致营卫失常继而出现寤寐异常的主要病因。《素问·淫邪发梦》也提到："正邪从外袭内，而未有定舍，反淫于脏，不得定处，与营卫俱行，而与魂魄飞扬，使人卧不得安而喜梦"，《灵枢·大惑论》也解释"夫邪气之客人也，或令人目不瞑者"的病机是由于外邪影响了营卫的循行，继而导致失眠。

三、神主睡眠学说

神主睡眠说认为睡眠、醒觉由神的活动来主宰。《景岳全书》："寐本乎阴，神其主也，神安则寐，神不安则不寐。"神分为神魂魄意志，分属于心肝肺脾肾，故五脏又称为五神脏。其中以心神最为重要，心为君主之官，主神。《灵枢·胀论》中即提到了心与睡眠的关系，"夫心胀者烦心短气，卧不安"。

神的活动，具有一定的规律性，随自然界阴阳消长而变化。白天属阳，阳主动，故神营运于外，人寤而活动；夜晚属阴，阴主静，故神归其舍，内藏于五脏，人寐卧而休息。《血证论》说："寐者，神返舍，息归根之谓也"，又说："肝藏魂，人寤则魂游于目，寐则魂返于肝。"

中医在治疗睡眠障碍疾病时也多从安神益智的角度出发，喜用酸枣仁、远志、茯神等有安神功效的中药，针灸多用百会、神门、内关等与调畅神智有关的穴位。

第二节　中医睡眠习惯

一、子午觉

著名国学大师南怀瑾每天只睡两个时辰（即四个小时），但是这两个时辰并非随随便便的两个时辰，他严格要求睡眠时间在每天的子时（23～1点）和午时（11～13点），即中医所说的"子午觉"。传统中医理论认为：夜半子时为阴阳大会、水火交泰之际，称为"合阴"，是一天中阴气最重的时候；而白天午时，则是人体阳气最盛的时候，称为"合阳"。《黄帝内经》云："阳气尽则卧，阴气尽则寐。"子午时是人体"阴阳交替"之时，适合卧床休息，以利于"养阴"和"养阳"。

中医"子午流注"理论则认为，每日的12个时辰对应人体12条经脉，这和现代西医的"生物钟"理论暗合。它告诉我们：子时胆经当令，人在子时前入眠，胆方能完成代谢。"胆有多清，脑有多清"，子时入眠，晨醒后头脑清晰、气色红润，反之，则气色青白。如果胆汁新陈代谢长期紊乱，则易形成"胆结石症"。午时心经当令，"心主神明，开窍于舌，其华在面"，心气推动血液运行，人在午时能睡片刻，对于养心大有好处，可使下午乃至晚上精力充沛。"子午流注"

理论从另一个侧面佐证了"子午觉"对人体的重要性。

多数现代人生活习惯不健康，时有因熬夜猝死的案例，大家已经认识到了熬夜的坏处，但是对于午睡则意见不一。有些人觉得白天睡觉十分浪费时间，也有些人觉得中午睡醒后反而更加困倦，当然也有些人戏称"中午不睡，下午崩溃"。对此我们需要辩证地看待，子午觉的原则是"子时大睡，午时小憩"，一般午睡休息20～30分钟，既可以起到放松大脑的作用，又不会因为睡得太久反而精神困顿。另外需要注意的是，对于学龄前儿童来说，大脑发育尚未完全，因此午睡有助于帮助孩子恢复精力和体力。

午睡时还应该注意以下四点：①理想的午休方式是在安静避光的地方侧卧，午睡最好不要在走廊里、树荫下、草地上、水泥地面上就地躺下就睡，但如果条件有限，也不必拘泥，避免在穿堂风或风口处午睡，以防感受风寒；②如果不能在床上午睡，也要尽可能地在桌子上躺着午睡，而不要趴在桌子上午睡；③如果不方便躺在桌椅上午睡，不妨带个U形枕，午睡时垫在脖子上，靠着椅背睡觉，这样可以减小颈部挤压，不仅让眼睛放松，还能让颈椎等其他部位真正做到松弛休整，更容易入睡；④午饭之后不要马上午睡，午睡时间不宜超过30分钟。

二、四季睡眠

《素问·上古天真论》中的这段话："法于阴阳，和于术数，饮食有节，起居有常，不妄作劳"被奉为古代养生秘诀，其中提到的"起居有常"和现在常说的规律作息是一个意思。

《内经》认为人的睡眠节律受季节变化的影响，因而睡眠时间应随之而调整，如《素问·四气调神大论》中记载："春三月……夜卧早起。夏三月……夜卧早起。秋三月……早卧早起。冬三月……早卧晚起，必待阳光"，意思是说在春季夏季的三个月中，要睡得晚，起得早；秋季的三个月就要睡得早，起得早；而在冬季的三个月中就应该睡得早，起得晚，且一定要等到太阳升起来以后再起床。传统养生学认为在大自然中，一年四季具有春暖、夏热、秋凉、冬寒的特点，所以大地植物就呈现出春生、夏长、秋收、冬藏的现象。人体也像植物一样顺应自然规律，所以有"春夏养阳、秋冬养阴"的说法。春夏的晚睡早起是为了顺应自然界春生、夏长的特点，有利于机体内阳气的生长；而秋季早睡早起，顺应了秋收的特点，早睡以利于阴精的收藏，早起以顺应阳气的舒张；早睡晚起，则是顺应了冬藏的特点，有利于阴精的滋养和贮藏。冬季天寒地冻，草木凋零，动植物多以冬眠状态以养精蓄锐，为来年生长做准备，人体也应该顺应自然界的特点而适当地减少活动，以免扰动阳气、损耗阴精，所以传统养生提倡人们冬天早睡晚起，有利于阳气的潜藏和阴精的积蓄，对健康有益。

第三节 中医释梦

中国古代对于梦的认识和理解自成体系，尤其是中医学对梦的本质及其与疾病的关系研究颇深，为临床上辨证论治提供了新的视角。

一、预测未来的梦

中国古代早期由于缺乏对梦本质的正确认识，往往把梦同鬼神联系在一起，认为梦是鬼神所托，是神灵对梦者的启示，是人的灵魂在睡眠时离身而行。《梦书》就有"梦者，象也，精气动也；魂魄离身，神来往也；阴阳感成，吉凶验也"的记载。在这种思想指导下，古人对于梦产生了极大的崇拜，因而梦占大行其道，作为一种预测未来的手段，常在许多重大决策中起到决定性作用。

相传魏国周宣善于占梦，有人梦到刍狗（祭祀时用草扎成的狗），周宣说："你会得到美食"，结果应验了。第二次那人又去了，并谎称又梦到刍狗，周宣说："你要防止摔跤"，结果没过几天，那人果然从马车上摔下来伤了脚。这人觉得很神奇，第三次又来找周宣，还是说谎称自己又梦到刍狗，周宣说："那你要防止失火"，过了不多久家中果然起了火。这个家伙彻底服了，前去拜访周宣，说："我三次梦到刍狗，为什么三次预示的事情都不一样？并且每次都应验了，这是为

什么？"周宣说："刍狗是用来祭祀的，所以第一次梦到就表示会有
食物，祭祀完了就会用车压它，所以你会从车上摔下来；既然被车压
了，只能把它当柴烧了，所以要防止失火。"那人又说："可是我只有
第一次梦到刍狗是真的，后两次都是假的，为什么也会应验？"周宣
说："吉凶、灾祸，都会产生于行动，你后两次虽然没有梦到，但是
你心意已经动了，这跟真梦到是相同的，所以占卜都会应验。"

二、别具一格的中医梦诊

梦真的能预测未来吗？恐怕中医对梦有不一样的看法。

中医对于梦的认识最早记载于《黄帝内经》，是历代医家在形神、
阴阳、脏腑、气血等理论指导下借鉴历代思想家以及梦占的经验，结
合生活经验与临床实践，对梦的本质和特征进行的探索。中医学是基
于象思维，通过取类比象的方法把梦与五脏藏象、身体健康联系起
来，开始脱离单纯迷信的梦占。

中医学认为，睡眠与觉醒的交替发生是人体阴阳交替消长变化的
表现，而梦是睡眠时神志活动的特殊表现。各种邪气的侵袭、情志的
变化以及脏腑气血阴阳失和，都可能引发梦，并参与梦境的构成。历
代中医对梦的分类，以杨上善的三类分类法较为简明和合理。他在
《黄帝内经·太素》中指出："凡梦有三种：人有吉凶，先见于梦，此
征梦也；思想情深，因之见梦，此为想梦也；因其民所病，见之于
梦，此为病梦也。"想梦又称思梦，即日有所思，夜有所梦，是人体
精神情志的反映或宣泄。病梦即因病而梦，是人体阴阳不调或机体对
外界刺激的反应。至于征梦，即认为梦可以预示未来，是古人普遍存

在的对梦特殊作用的迷信，也是现代梦研究的争论焦点之一，在此不多做讨论。

（一）昼想则夜梦

孔子日思周公之德，夜即梦之。圣人尚且如此，普通人更会因白天常常惦念的事情，在晚上梦到，并参与其中。东汉思想家王符认为，"人有所思，即梦其到；有忧，即梦其事"。所以实际上，日间的所思所想导致产生的夜间的梦境，究其原因是情志因素在作祟。

（二）邪寓致梦

《灵枢·淫邪发梦》曰："正邪从外袭内，而未有定舍，反淫于内，不得定处，与营卫俱行而与魂魄飞扬，使人卧不得安而喜梦。"这里的"正邪"指一切引发梦的外界刺激因素。在外的六淫之气，以及通过触觉、嗅觉、听觉、味觉等感受器官引起的声音、色彩等感受，如内舍营卫、扰动魂魄，均可致梦，"夜阑卧听风吹雨，铁马冰河入梦来""籍带而寝则梦蛇，飞鸟衔发则梦飞""大风之梦，使人飘飞"均属此类。

同时，梦境也因正邪所犯脏腑器官的不同而表现出不同的特征，如《灵枢·淫邪发梦》所云："厥气客于心，则梦见丘山烟火；客于肺，则梦飞扬，见金铁之奇物；客于肝，则梦见山林树木；客于脾，则梦见丘陵大泽、坏屋风雨；客于肾，则梦临渊，没居水中。"

（三）脏腑气血失和致梦

梦可因外邪入侵使气血营卫失和而产生，同时，脏腑气血内在紊乱或盛衰也是梦产生的重要原因。人体是一个有机的整体，脏腑的各种病理变化，可表现为不同程度的精神意识或情志的改变。脏腑气血阴阳变化也可在梦的这种特殊的精神意识活动中反映出来，正如《素问·方盛衰论》曰："是以肺气虚则使人梦见白物，见人斩血藉藉，得其时则梦见兵战。肾气虚则使人梦见舟船溺人，得其时则梦伏水中，若有畏恐。肝气虚则梦见菌香生草，得其时则梦伏树下不敢起。心气虚则梦救火阳物，得其时则梦燔灼。脾气虚则梦饮食不足，得其时则梦筑垣盖屋。此皆五脏气虚，阳气有余，阴气不足。"此外，每个人由于脏腑虚实禀赋的差异，其梦的习惯也表现出明显的不同，如有人多梦，有人少梦，有人经常做某一类梦。

第四节　老中医眼中的睡眠问题

经过历代医家的发展，中医对于各类型睡眠障碍的认识要早于现代睡眠医学。中医学认为睡眠问题产生的原因主要包括先天禀赋不足、生理失调和外邪内扰三个方面。

■■■ 一、睡眠问题也能与生俱来 ■■■

人的体质强弱，与先天禀赋有密切的关系。不同体质类型，又有不同的性格特征，这些特征在某种程度上，影响了人的睡眠质量。

先天禀赋，是指人的有生之初，受之于父母的先天之精，父母婚配时的体质强壮、生育的年龄大小和生活条件，对胎儿的体质强弱有很大的影响。父母的睡眠类型对子女睡眠的类型有潜移默化的影响，有些睡眠疾病之所以有家族因素，其原因就在于此。

梦游的患者，常有先天禀赋的影响其发病有明显的家族多发性倾向。梦惊的发病，多与妊娠时孕母受惊有关，约有50%的梦惊患者有家族史。遗尿症患者，多有先天因素。根据国外的文献统计，有17%～66%的遗尿患者有明显的家族史。

可见，先天禀赋不足、脏腑元气虚弱，是导致某些人在一定年龄段出现睡眠障碍的病理基础。

二、睡眠是阴阳平衡的信号灯

中医学十分强调阴阳平衡的重要性，人体阴阳失衡，进而导致周身气血的失调，出现一系列的生理失调表现，这些生理失调现象的产生有很多与睡眠好坏有密切的关系。

生理科学所反映的是一个人成长过程中诸多的基本变化。中医学中，导致人体出现睡眠障碍的生理因素主要有脏腑功能的失调、元气虚损，以及七情剧烈变化。

人体的成长过程，中医学称之为生、长、壮、老、已。《素问·上古天真论》说："女子七岁，肾气盛，齿更发长；二七天癸至，任脉通，月事以时下，故有子""丈夫八岁，肾气实，发长齿更。二八肾气盛，天癸至，精气溢泻，阴阳和，故能有子"，可见女子14岁、男子16岁以前，人的脏腑功能还未发育成熟、元气不充、大脑发育尚不完善，稍有内外因，就可出现睡眠障碍，其中尤以嗜睡、梦游、梦魇、梦惊、遗尿等病最为常见。

梦游多发生于6～12岁的儿童，这时人体的脏腑精气神尚未发育完善、魂魄不调，故而易出现睡眠障碍。梦魇患者多从10岁以后开始发病，与脏腑幼稚有关。梦惊多发生在4～12岁的小儿，尤以7岁以内的小儿最为常见，14岁以后发作逐渐减少甚至消失。遗尿多发生在5～12岁的儿童，成年以后逐渐减少至仅有1%左右。磨牙的患者主要在12～14岁发病，15～18岁以后发病就明显降低。而睡眠呼吸暂停综合征只发生在较肥胖的儿童，而不肥胖的儿童则极少发病。

总之，脏腑娇嫩，元气未充是导致睡眠障碍的重要原因。

脏腑虚损、元气不足，是人体生理功能失调的基本反映。脏腑虚损、阴精不足、营血亏虚，是产生虚症失眠的直接原因，同时也是实证失眠的致病之邪产生的基本条件。

脾气虚弱、气血不足、肾精匮乏，以致元神失养，是嗜睡病产生的重要原因。多梦一病的主要原因，是脏腑虚损。梦魇之病，多因情志内伤、肝气不舒，积久则肝气虚损。梦惊的发生主要由于心阴亏损、心气不足，以及胆气虚弱。梦呓的发生，常因正气虚弱、神魂不安，常与心肝脾功能失常有关。梦交、梦遗的发生，常与脏腑虚寒、精关不固有关。遗尿多因脏腑虚损、气化不行、膀胱失约。夜间腿部抽搐，常与阴精耗伤有关。睡眠咬牙，多因正气虚弱、虚火内生。

综上所述，不论内伤致病，还是外邪侵袭，均可导致人体的气血精液的亏损，进而扰乱神明，而产生各种睡眠障碍。

导致脏腑虚损的另一个原因，是人的七情变化，而七情的变化，又是产生睡眠障碍的重要原因。《素问·举痛论》说："百病生于气也，怒则气上，喜则气缓，悲则气消，恐则气下，……惊则气乱，……思则气结"，情志变化过甚，必然影响脏腑的功能活动，而脏腑功能活动的异常，常会扰动心神，波及脑神而产生睡眠障碍。

忧愁思虑则伤心，心神不宁则夜寐不安；恼怒气郁，情志不畅，气滞血瘀，则时常发生失眠、梦惊、梦魇等。思虑过度，劳伤心脾，脾失健运，胃气失养，则会出现失眠、烦躁、梦惊、梦交、梦遗等病。大惊卒恐，损伤人体，影响人的心神，则会发生失眠、梦魇等病症。

因各种情志变化而产生的睡眠障碍，均会影响脏腑的功能，当这种刺激较多时，脏腑虚损会进一步加重，从而形成恶性循环。

三、饱受外邪侵扰的睡眠

中医学对于病因病机的认识，有一个漫长的过程，经过长时间的积累，现代中医学已经建立了新的病因病机学体系。许多病因均可导致睡眠疾病的发生，认识这些病因对于我们认识睡眠疾病的产生，具有重要的价值。

引起睡眠障碍的致病之邪是多方面的。中医学对于导致睡眠障碍病因学的认识，同样是与中医传统的病因学说无法截然分开的。

从中医病因学的发生、发展史来看，首先是以阴阳学说对疾病的原因作出朴素的解释和分类。《素问·调经论》指出："夫邪之生也，或生于阴，或生于阳。其生于阳者，得之风雨寒暑；其生于阴者，得之饮食居处，阴阳喜怒。"这是正气和邪气抗争的表现。它包含了病因和病机。张仲景在《金匮要略·辨脏腑经络先后病脉证治篇》中对病因作了归纳："千般疢难，不越三条，一者经络受邪，入脏腑，为内所因也；二者四肢九窍，血脉相传，壅塞不通，为外皮肤所中也；三者房事、虫兽、金刃所伤。以此详知，病由都尽。"这是对病因的又一分类和概括。到了宋代陈无择《三因极一病证方论》，从天地表里立论，称六淫外感为外因，七情所伤为内因，饮食、劳倦、房室、跌仆、金刃、虫兽所伤为不内外因。这是中医病因学说中的三因学说。此后，不少医家均以内因、外因立论，凡来源自然界的病因均为外因，源于机体本身的均为内因。外因包括：风、寒、暑、湿、燥、火，以及虫兽、金刃、瘟疫所伤；内因包括饮食、七情、劳倦、瘀血、痰浊等。

第五节　睡眠调节——你所不知道的几种中医方法

一、睡眠保健操

（一）第一招：梳头促睡眠

在古代文献《贵耳集》中曾描述过"梳头浴脚长生事，临睡之时小太平"，概括了梳头法的精华。无事时或睡眠前梳一梳头发可以补肾健脑、疏通经络、平衡阴阳、益智安神，有益睡眠。

（二）第二招：葵花点穴手

平时老百姓没有专业针灸针进行日常治疗，但可以用自己的手指进行操作，用手指点按、敲击相应穴位，效果也很好。

指头点穴法治疗睡眠问题常用的穴位和方法：

1. 主要的穴位是：印堂、太阳、安眠、极泉、合谷、神门、足三里、太冲。每次可选其中 2～4 个穴位点按，用拇指或食指或中指指端贴于穴中心，一压为一遍，连压放 9 遍，或 36 遍或 108 遍。

2. 取掌间、合谷穴，然后施以按压、按拨法，取十指手甲根穴施以功法。

3. 头部施叩击法，20～30次，颈部乳突、风池、池上、颈后施轻点法 5～7 遍。

4. 取合谷、曲池、神门、阴郄、经渠、肩井穴，施以重点法。

需要注意的是，在有传染性疾病、严重高血压、严重心脏病、出血性疾病、过度疲劳、过饥、过饱、醉酒、妇女妊娠等疾病或身体状态下不适宜进行点穴操作。

（三）第三招：耳穴贴压有奇效

耳穴贴压疗法早在《黄帝内经》《针灸甲乙经》中就有论述："手阳明之别……其别者，入耳合于宗脉。"手太阳小肠经脉："起于小指之端……上项系耳后，直上出耳上角。有其支者从耳后入耳中，出走耳前。"即所谓"耳为经络之聚"。现在的解剖学和神经生理学对耳的研究也很深入。耳部有来自脊神经丛的耳大神经和枕小神经；有来自脑神经的耳颞神经，面、舌、咽、迷走各神经的分支，交感神经的分支等。耳郭皮肤含有丰富的各种神经感受器，耳郭的穴位对各种刺激有高度的敏感性。耳穴贴压操作简便、易学易用、花费少、安全无毒副作用、适应证广、奏效迅速，非常适合我们日常调护睡眠问题。

常用的耳穴贴压辅助药物有：王不留行籽、绿豆、赤小豆、莱菔子、六神丸等。另外要配的有胶布、剪刀、镊子、装药籽的特制有机玻璃板，75% 酒精或 2.5% 碘酒。由家人朋友选准穴位，贴压 1～1.5分钟，每次贴 3～7 个穴位。之后患者自己可逐个按压 10～15 次，每次每个穴位按压 15 下。可隔日贴一次，10 贴为一个疗程。

治疗睡眠问题常用的耳穴穴方有：

1. 双侧心、神门。

2. 皮质下、神门；配穴：肾、脾、心等。

3. 肾、心、脑干、阳性反应点。

4. 神门、枕、额、皮质下。

5. 神门、心、神官点、皮质下、枕；配穴：肝、脾、胃、肾。

6. 神门、脑干、神经衰弱点、利眠；配穴：头痛、皮质下。

（四）第四招：推捏揉拿

推拿疗法是最古老的医术之一，从古代经过漫长的历史发展形成的以阴阳五行、气血津液、脏腑、经络等为基础的专门学科，也是一项非常适合于日常操作的方法，它运用现代医学的人体解剖、生理特点来诊断和治疗疾病，有益于缓解日常生活疲劳、疏通经络、促进气血运行、调节脏腑功能、调节睡眠和觉醒节律、增强抗病能力。

捏脊是民间常用的手法之一，它通过刺激人体背部特定区域，产生解剖学、生物力学、生物化学、生物电学变化而发挥防病治疗作用。它通过能量转换、能量守恒定律使局部皮肤血管扩张、循环加快，调节神经、体温平衡，使得人体恢复正常生物节律与睡眠状态。

向大家介绍平时生活中常运用的按摩推拿手法：

1. 捏。捏三提一。

2. 拿。是捏的进一步动作。

3. 推。向前推进，速度适当。

4. 捻。捻法与推法常结合而作。

5. 提。常捏提并用。

6. 放。放法是捏、拿、推、捻相结合的过程。

7. 揉。揉法一般比较轻柔。

8. 按。按摩穴位，常按揉结合。

9. 常规捏脊手法是从背部长强穴捏拿至风腑穴。

推拿疗法时需注意：

1. 选用合适的穴位：足三里、三阴交、阳陵、阴陵、绝骨、肾俞、大肠、神门、内关、风池、太阳、印堂、合谷等穴。

2. 按揉时要有酸胀、得气感。

3. 手法力度要适中。

4. 背部皮肤烧伤、烫伤、开放性创伤、血液病、椎体肿瘤、结核、骨折、严重骨质疏松症、严重心脏病都禁用或慎用。

（五）第五招：小小罐子用处大

拔罐疗法是我国古老的中医治疗学中的一个重要方法，是我们的祖先发掘并广泛流传的，宜于老百姓自己开展，是能够治病、防病的民间疗法，是传统医学特色医疗和民间疗法的精华。

中医认为睡眠障碍与阴阳失调、营卫不和、风寒邪湿有很大的关系，而拔罐可使得"风寒邪湿、随气水出，阴平阳秘、精神乃治"。同时现代医学认为拔罐时罐内形成负压，使局部毛细血管扩张、充血、淤血，并产生一种类组织胺物质，经血液循环，可刺激多个器官，增强其功能活动，提高机体抵抗力。另外，拔罐时对机体的机械刺激，通过感受器官作用到中枢神经，可以调节身体的兴奋与抑制，使之趋于平衡。同时拔罐可使局部组织代谢旺盛，提高机体抵抗力，促使机体恢复机能。

常用的拔罐法有留罐法、走罐法。走罐法的操作手法有三种：一是轻吸快推术；二是重吸缓推术；三是重吸快推术。

拔罐需要用火，具有一定的危险性，在操作的时候我们需要注意：

1. 选准应拔的常用部位，比如：风池、肾俞、关元、中皖、天枢、足三里、三阴交、心俞、内关、大椎、胆俞、肝俞、脾俞、丰隆等部位。

2. 保持卧室的舒适。

3. 选择好适宜的体位。

4. 掌握拔罐的吸力。

5. 观察我们身体局部反应。

6. 注意火的大小。

7. 防止烫伤，尤其是点火时，不要让罐口过热，容易烫伤。

8. 拔罐时间长短要适宜，一般 5 ~ 10 分钟，不要超过半小时。儿童、老年人时间要更短，可以选择闪罐的方法。

9. 可以向专业的医生询问专业的起罐方法，切不可硬拉或旋转罐具，以免损伤皮肤。

10. 起罐后，如果局部瘙痒、紫绀、起水疱，千万不要抓或自行随意处理，要到正规诊所及时合理处理。

11. 拔罐时要防止器具脱落。

12. 有严重器质性疾病，局部有感染、破损者不宜拔罐。

13. 在大血管处、乳头、静脉曲张处不宜拔罐。

（六）第六招：艾灸调阴阳

在进行艾灸保健治疗时，灸条会产生一定的药力和热力刺激穴位，具有温经通络、活血化瘀、激发和调节经络的功能，强化经络的传导和输送血气的作用，改善体质、提高机体免疫力、恢复正常生理状态，从而达到治疗保健的目的。

下面给大家介绍几种具体的小妙招：

1. 每晚睡前用艾条悬灸百会穴 10～15 分钟，有助于排解我们的睡眠压力。

2. 用艾条灸神门、百会、足三里、列缺、养老、三阴交、心俞。每穴灸 5 分钟，每晚一次，7～10 次为一疗程。适用于各种失眠。

3. 每晚睡前用热水泡脚 10 分钟，擦干后用点燃的艾条对准涌泉穴灸，每侧各灸 15～20 分钟，每晚一次，7 日为一疗程。适用于各种睡眠问题。

（七）第七招：妙用刮痧板

刮痧术是我国传统医学的一种特色疗法。刮痧术利用中医经络学说来调节脏腑功能而发挥治疗睡眠障碍的作用，主要体现在：刮痧可以通过机械作用使皮肤充血、毛细血管扩张，汗腺充溢，痧毒从汗而出，起到了加快新陈代谢的作用；通过经络刺激血管，使血气通畅周流，通达五脏六腑，平衡阴阳，扶正固本，恢复体力，促进睡眠；通过经络和穴位对神经系统产生刺激，利用不同的刮痧手法可引起大脑皮层兴奋和抑制活动的加强或减弱，原来亢进的可使其抑制，原来抑制的可使之兴奋，起到治疗疾病、改善睡眠作用；有促进正常免疫细胞的生长发育，促进免疫细胞对病毒、细菌等病原体的过滤和吞噬作用，从而提高机体的免疫力，预防和减轻疾病，间接有助于睡眠；可使肌肉产生和堆积的大量乳酸还原为能量物质，并且可以放松肌肉，降低肌张力而消除疲劳、恢复体力，也有益于治疗失眠。它通过持久、有力、均匀、柔和、深透的手法而发挥作用，因手法的不同而有补泻之分。

刮痧有直接刮痧（接触皮肤）和间接刮痧（不直接接触皮肤）两种。用于治疗失眠的常用刮痧穴位有：百会、身柱、肝俞、神门、三阴交、太溪、照海、申脉。需要注意的是，有恶性贫血、产后恶露未净、久病体弱、血压过高、妊娠妇女不宜或慎用刮痧术。

二、被神秘误解的气功与催眠

（一）走近气功与催眠这对双生子

说起中国本土催眠心理技术，就不能不先介绍中国传统的气功，要弄懂中国的气功，又必须从中国传统文化中"元气论"开始说起。

"气"是什么？"气"是一个古老的哲学概念。在我国，两千多年前"气"的概念便产生了。先秦时期的老子、宋妍、尹文等哲学家倡导"精气学说"，认为"气"是构成地球万物的原始物质，自然界万事万物的发展变化，都是由于"气"的运动变化而产生的。显而易见，古人的这些认识也是基于对一些自然现象的观察，如空气的流动、风云变幻。但此时作为一种古老的哲学概念，"气"不再指某种具体的事物如空气、云气，而是一个抽象概念。正如古希腊哲学家中曾有人用"水"这种具体概念来说明世界本原的普遍意义一样，中国古代哲学家们却用"气"来进行抽象概括，用以说明世界本原及其形成和发展过程，这正反映了古代哲学的特点。《内经》时代，许多医家将这种古代哲学概念引进医学，使"精气学说"与医疗实践及有关各方面的知识（如天文、地理、气象等）相结合，形成了具有医学特色的"气学理论"，并用以说明人与自然的关系、人体的生理结构与功能、精神意识、病理变化、临床诊断、针药治疗等。

中医气功所谓"气"，与 18 世纪法国的麦斯麦尔术和动物磁气说极为相似，实际上是带有中国传统色彩的用中医"元气论"作为说理工具的古代暗示催眠疗法，然而这种学说的诞生要比动物磁气说早得多。

气功分内外，我们这里主要介绍更便于我们自己锻炼的内气功，即静功。内气功现代可以被称为导引、吐纳、炼丹、守神、存想、坐忘、禅定等一类心身锻炼方法的名称，武术上有"内练一口气，外练筋骨皮"一说，所谓"内练一口气"，主要是指以呼吸训练为主的内功或呼吸训练与意念训练高度一致的中医气功里的"内功"。"内气功"的本质特征是在主动的意念统率下进行协调的呼吸和肢体训练，因而对人的心身两个方面都会产生作用。

内气功是紧密地结合和有机地运用体势、呼吸、意守这三类练功手段，通过调身、调息、调心三个基本的自我调整和训练过程，全面地调节我们的心理、生理和形态之间的关系，谋求心身的高度平衡和统一，进而调动我们的生理潜力和心理潜力，以防病治病、强身健体、益智延年为基本目的的一种自我锻炼方式。因此，对内气功本质的研究不能仅仅停留在一个"气"字上，必须从对无数功法的分析研究中进行归纳、推理和概括，得到关于气功的一般规律性的认识，进而把握内气功的本质特性，揭示其内在联系。所谓"练功三要素"就是人们对无数功法的一般性总结。

《心理学名词解释》中说催眠是一种部分睡眠，大脑皮层处在比较不完全的抑制中。催眠时内抑制并没有扩散到整个大脑半球，其中还保留着觉醒的部位，就是巴甫洛夫所说的皮层的警戒点。催眠时的抑制过程有时分布到大脑皮层的某些部分，有时却分布到另一些部分，或者有时占据的区域比较广泛，而有时却比较狭小。同时，抑制过程在其深度和强度上，也可能有很大的差别。催眠特别容易由某种单一长时间的单调刺激作用（或适量的催眠药等）所引起，比如说人类的催眠一般是通过暗示法引起的。术者利用言语命令，通过被催眠者第二信号系统的活动，在被试者的大脑皮层内形成强烈的兴奋中心。由于兴奋在大脑皮层内某些部位高度集中，对周围部分产生强烈的负诱导，诱导出来的抑制过程进行扩散，才出现催眠现象。在催眠期中，大脑皮层的某些部位受到抑制，只有和接受术者的言语暗示有关的部位保持清醒，并能按术者的令做出各种动作。

催眠中的自我催眠，更是一种以自我暗示为核心的手段，使意识进入催眠状态的一种自我心理训练方法。主要要求精神或观念上的高度凝注和集中，几乎没有对调节肢体和呼吸的要求，即使有的自我催眠方法要求呼吸深长，那也是为了加速精神的凝注，使大脑皮层迅速而广泛抑制，以求进入催眠状态。可见，自我催眠主要是通过心理对生理、形态的单向调节来达到心理训练和防病治病目的的。

而中医气功锻炼，则包含了心理、生理和形态三个方面的互相调节，是一种全面调节和整体调节，也是一种复杂的多向调节。自我催眠仅仅同气功的意念锻炼这一个环节相类似。无论是"动功"还是"静功"，都有"意念"参与，也即包含了一定的自我催眠内容，但无论何类功法，除"意念导引"外，都与自我催眠的原理不尽相同，方法上更是大相径庭。

可以认为,气功包含了自我催眠的内容和手段,而"自我催眠"则无以概括气功的全部原理。特别是气功锻炼主张形神兼养、动静结合、辩证施功、因人而异,与各种养生知识、道德品质修养等内容相结合,形成了人类自我保健史上比较系统而完备的理论和方法,这是自我催眠无法相比的。从逻辑学角度来分析,气功是属概念,自我催眠是种概念,在气功学与心理学角度比较,则是在"自我催眠"这一点上有交叉关系或部分重合关系的两个概念。因此,我们不能用自我催眠来定义气功。

(二)理性认识,莫要神化"外气功"

20 世纪 70 年代末期,中国部分不具备心理知识和暗示催眠知识的物理工作者在研究"外气功"这种治疗形式时发现,气功师在发功时收到了"微粒流信号",他们的连续研究又"证实"气功外气中存在着静电信息、磁信息、微粒流信息、生物力信息、次声信息等物理特性,最后得出了"外气"具有物质基础的结论。然而,更多的研究结果推翻了上述结论。人体和生物体体表具有一定的生物物理特性,如微弱的声、光、电、磁等变化,气功师通过气功锻炼,其变化可能大于正常人,特别是意念高度内守于某一点需要反复的长期的内向性刺激(即心理对生理的反作用),可以引起这个部位的声、光、电、磁等生物物理特性变化增强。研究进一步证明,这种变化是很微弱的、有限的,不会引起质的变化。到目前为止,还没有任何一次严格的实验可以充分证明一个人的上述变化可以远距离地影响他人。即使是近距离,给予对方的感觉也是有限的,更无资料证明它能引起对方巨大的生理变化。外气的临床作用,恰恰是由对古代中医"元气论"

的信仰、对外气的貌似科学的物理测试的信仰以及暗示所引起。

通常在进行催眠治疗时，治疗师会使用言语暗示的方法，或者催眠师在使用催眠器具和运用某些动作的时候，配之以言语暗示，以加强暗示效果。特别是，催眠师在进行催眠的时侯，必须使被催眠者进入某种状态才能达到某种效果。人们往往把催眠状态分为浅、中、深三个阶段，由于催眠状态的深度不同，暗示方法和治疗效果也不同。而外气疗法中则很少考虑这个问题，其所采用的暗示方法以动作居多，各种各样的暗示动作与行为学（非言语行为）有着很深的关系。

（三）催眠就是让人睡觉的技术

目前，无论是在民间还是在医学界，可能大多数人都会认为，催眠就是使人睡眠的技术，甚至认为催眠只能引起人的睡眠。在临床上，常常为此要给很多想了解的人做出解释，不仅要给患者解释，也常常要给医生做解释。这只能说明，中国国民对"催眠心理学"了解太少，从某个方面也可认为，对睡眠也了解不多。

被导入催眠状态的受术者，即使看上去睡得很深、很熟，但是他们还能接受暗示指令，并且敏感性相当高，觉醒以后，催眠暗示仍然能够起作用。而在普通的睡眠状态中，人基本上是不能接受暗示的。

经由催眠施术后醒复的受术者，一旦转入清醒状态，立即感到精神振奋、神清气爽。在普通睡眠状态下醒复的人，刚刚醒复以后，则需经过一段时间才能转移到精神振奋的状态。

所以实际上，催眠不是睡眠，催眠也不仅仅是引起睡眠，催眠心理研究工作者也不只是为了睡眠而研究催眠。当然，催眠可以引起睡眠，睡眠也当然需要催眠，特别是对于失眠者，他们更需要催眠，催眠对睡眠而言，是一种必备的有效的技术。几乎每一个人的睡眠都是一个自然的和不自觉的催眠过程，而对每一个失眠者而言，每一次从失眠到睡眠的过程，都可以认为是经历了一次自觉的催眠过程。任何生理睡眠的过程中都不可避免地包含着催眠的过程，正常情况下，二者是同步的。并且，结束催眠时可以暗示患者觉醒或者转入通常的睡眠。所以，虽然说"催眠不是睡眠"，但睡眠却一定离不开催眠，睡眠需要催眠。

从原因方面看，睡眠是人类最自然的生理心理现象之一，以生理作用为主，带有一定的心理作用，属于自发性的；而催眠是以心理作用为主，是催眠师与被催眠者互相作用，是人为的。

从刺激角度看，睡眠是以体力消耗和精神疲劳为基础的生理心理现象；而催眠是一种特殊的心理暗示手段作为刺激引起的心理现象。

从感应角度看，睡眠是无所谓暗示催眠的感受性和暗示性高低问题；而催眠则与被催眠者的感受性和暗示性高低有关。

从醒觉程度看，即使是在深度睡眠状态中，无论任何刺激只要能够达到使其醒来的阈值都可将人唤醒；而深度催眠状态往往要以特殊刺激（如催眠师的暗示）才可唤醒。

从二者作用看，睡眠主要通过恢复体力来达到恢复心理能量；而催眠则主要是通过心理刺激来达到恢复心理能量进而达到恢复体力的目的。除此以外，催眠还有主动的调整情绪、改变认知、治疗疾病和调整人格等其他作用。

从时间角度看，睡眠是自然过程，往往符合生理需要；而催眠则往往是人为限定，时间长短往往服从治疗需要。

从两种不同状态中肌肉的松紧程度来看，睡眠时的肌肉一般都自然地处在松弛无力状态；而催眠状态中的肌肉松紧程度则由催眠师的暗示言语所控制，可松可紧。

从进入状态的难易程度看，正常的睡眠和各种动物睡眠一样，是一种自然的休息状态，由生理疲劳和心理疲劳共同决定，什么人都由其生理心理决定；而催眠由于是暗示心理作用，人比其他动物容易，少年比老年容易，女子比男子容易。

（四）简单易学气功与催眠法

1. 卧式功法。以体弱者、多病者、老年人最适宜。练功者晚上或睡前均可做。头在枕上，平卧，手臂放在身体两侧。男左手掌心朝上，右手掌心朝下，女右手掌心朝上，左手掌心朝下，腿自然伸平，两脚与肩同宽，面放松，嘴轻闭，眼微合，排除一切杂念，避免突然响声惊扰。

2. 坐式功法。坐在沙发、椅子、床沿均可，双脚平放在地上，两脚分开与肩同宽。膝成90°为宜，大腿与躯干、头颈垂直，双手轻放在大腿靠躯干部位，掌心朝上，拇指与食指轻轻搭合，沉肩坠肘，下颌微收，面部放松，嘴轻闭，眼微合。

3. 站式功法。尤其适合神经衰弱引起的失眠。站桩起着强壮作用，可增强机体的调节功能。两脚分开与肩同宽，脚尖朝前，两膝放松微曲，两肩与双臂自然下垂，手放松，掌心朝大腿，颌微收，嘴轻闭，眼微合，使大脑入静，这样能促进大脑皮层的抑制，有利于神经系统的调节，促进睡眠。

4. 听息疗法。开始只用耳根，不用意识，只要察觉到一呼一吸的起落，不要去听鼻中发出什么声音。至于呼吸的快慢、粗细、起落、深浅，任其自然变化，不去支配它。听到后来，神气合一，杂念全无，连呼吸也忘记了，渐渐入于睡乡。醒后若想再睡，可重复做，又能入睡。

5. 改善睡眠为目的的自我催眠步骤：

（1）去掉或松开紧束身体的东西（如发卡、领扣、腰带、护膝、护踝、鞋带）。

（2）以最舒服的姿势（以不妨碍呼吸和各部位肌肉放松为前提）躺好或坐好。

（3）微闭双眼，很自然地做几次深呼吸，呼吸时体验胸部和心脏的轻松、舒适。每次深呼吸后要体验一会儿，感到轻松、舒适后再做下一次。

（4）顺序放松头部、面部肌肉、颈部、双肩、双臂、双手、胸部、股部、臀部、双大腿、双小腿、双脚。放松某部位肌肉时，先把注意力集中到该部位，默念该部位肌肉"放松、再放松"，然后体验一会儿该部位放松、舒适的感觉。待体验到这种感觉后，接着放松下一部位的肌肉。

（5）给自己输入催眠和复醒指令："我的周身肌肉已经放松，非常舒适，身体轻轻下沉，下沉……"（体验这种舒适和不想睁开的感觉）；"我的眼睛越闭越舒适，不想睁开，不想睁开……"（体验眼睛舒适和不想睁开的感觉）；"我就要睡着了，就要睡着了，会睡得很踏实、很解乏，×点×分（具体时间自己拟定）准时醒来，醒来后身体轻松、头脑清晰、心情愉快……""从一数到五，我悄然进入催眠状态，×点×分愉快醒来，一、二、三、四、五……。"

要注意的是：气功锻炼要循序渐进，不要操之过急，根据身体状况练习，时间从短逐渐延长，量力而行，这对体弱多病的人尤为重要，这样才能获得较好的疗效。气功属于保健治病的方法，不能以治疗为理由去学习邪教气功，更不能走火入魔而有害于健康，有害于家庭，有害于社会。同时用气功的方法促进睡眠并不是所有人都适宜，可以请专业的医生去判断自己是否适合气功催眠的练习，对于不适合练习气功的人，最好不要用气功助眠的方法；对于适合练气功的人也不宜采用"辟谷"和动作较大的功法。如果出现气功不适时，应及时到医院治疗。

三、中药助眠

现代生活节奏加快，工作压力大导致人们焦虑、烦躁，进而引发了不同程度的睡眠障碍，现给大家介绍一些中药助眠小妙招。

（一）喝出来的好睡眠

1. 解郁安神茶

配方：灯心草 1 克、淡竹叶 3 克、天麻 3 克、合欢花 3 克、玫瑰花 3 克、生甘草 2 克。

用法：每日取上述配方，用量以 1 ～ 2 份为度，在茶杯或保温杯中以沸水 300 毫升左右冲泡，代茶饮。连续服用 1 个月为一个疗程。

功效：宁神养心、解郁静心、益智补脑。这款茶尤适用于失眠且伴有各类心脏疾病患者饮用，促进睡眠的同时还能缓解心脏病患者心悸、胸闷、胸痛等症状。

2. 安神助眠粥

莲子 30 克、粳米 250 克，共煮粥，加少许糖渍桂花，即可服食。有补中益气、健脾养胃、宁心安神之效。

（二）枕出来的好睡眠——安睡药枕

配方：白菊花、磁石、合欢花、夜交藤各 100 克，石菖蒲、远志、茯神各 60 克，丁香 30 克，白檀香 20 克。

用法：将上述药材共研粗末，并拌以冰片 20 克；多梦者可加生龙骨 100 克、生牡蛎 60 克，研粗末后一并拌入。将药末装入 50 厘米长、40 厘米宽的布袋中，缝好后作为枕芯放入枕套中，代替日常睡枕使用（高度可随习惯调节），睡觉时枕于头下。

（三）泡出来的好睡眠

每天临睡前用温水（亦可用肉桂 10 克，夜交藤 30 克，加粗盐一匙煮开）泡脚 15 ～ 30 分钟。水要没过脚踝，最好达小腿位置。烫脚时随加热水，先温后热，使足部烫得发红。然后静坐在床上，用左手心（劳宫穴，握拳后中指所对的位置）对脚心的涌泉穴（脚底两个小肉球的交际处）揉搓，再换另一只手揉搓另一只脚心的涌泉穴，以搓热为度。适合于体弱年老，尤其是容易口干烦躁、口腔溃疡等易上火的失眠患者。

另外，根据名老中医朱良春的经验，还可采用脚踏豆按摩法：赤小豆 1500 克、小麦 1000 克，每晚睡前共放铁锅中，文火炒热，倒入面盆中，赤脚而坐，左右轮番踩踏豆麦，每次半小时。可重复使用。刺激足底部腧穴，疏通全身气血、温肾悦脾、暖肝温胃、调整气机。

四、中医预防

（一）几点入睡最健康

睡眠是一件自然而然的过程，困了、累了，就睡了，不必拘泥（详情参考第二章第一节、第七章第四节）。

（二）睡前准备做好了吗

睡觉时要肢暖，四肢要暖，因为四肢是阳之本，在睡觉之前把手脚揋暖，睡觉时手脚和肚脐、背后的命门都要盖好。另外，要注意食后勿仰天睡，如在寅时三点至五点早起，此时要切忌郁怒，以免损肺伤肝。

1.睡觉前简单地压腿，然后在床上自然盘坐，两手重叠放于腿上，自然呼吸，全身毛孔随呼吸一张一合，若能流泪、打哈欠效果更佳，到了想睡觉时倒下便睡即可。

2.或选择仰卧，自然呼吸，感觉呼吸像春风，先融化大脚趾，然后是其他脚趾，接着脚、小腿、大腿逐渐融化。可反复几遍，直至睡着。

3.入睡快的人可右侧卧，右手掌托右耳，右掌心为火，耳为水，这个姿势形成水火既济之势，在人体中形成心肾相交。长期坚持，此法能养心滋肾。

第九章　不同类型的失眠案例十则

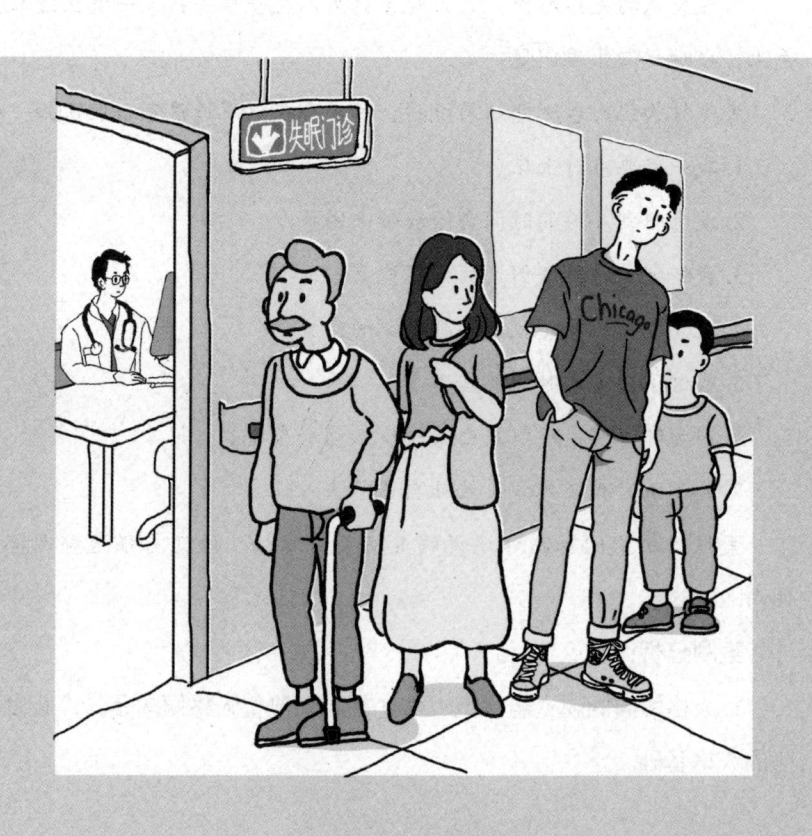

一、失恋后在失眠痛苦中煎熬了6年

女性，34岁，2014年2月开始失眠，包括入睡困难、中途醒来、睡眠浅等症状。

发病前正常睡眠是：晚10:30上床，10:45左右睡着，可以睡到第二天早上9:00～10:00。自失眠后不久，开始服用阿普唑仑，每天睡前1片，服药后一个半小时才能入睡。睡到第二天早上7:30起床，自己认为基本没睡着。不午睡。

诱发失眠的直接原因：某天晚上打男朋友手机关机，一晚上没联系上，之后逐渐出现问题。

失眠结构化问卷测评结果说明，患者存在以下睡眠不合理认知：

1. 我一定要准时上床。

2. 没有睡到足够的时间会给我带来困扰。

3. 我睡觉的时候任何干扰都不能有。

4. 我感觉自己就是找不到睡得深的感觉。

5. 我过了固定的时间就睡不着。

6. 因为睡不好，所以我白天减少活动和交流。

7. 睡不着时我会想方设法让自己尽快入睡。

失眠结构化问卷测评还说明其有某种胆怯、依恋与强迫型人格倾向。

案例分析：

1. 人格倾向问题：胆怯型、依恋型和强迫型人格倾向是其失眠发生的人格基础。

2.睡眠情绪问题：因为其胆怯型与依恋型人格倾向，形成了对男朋友的某种情感依恋，所以当男朋友手机关机而联系不上以后，迅速出现焦虑情绪并把这种焦虑情绪转移到睡眠问题上，从而形成了早期失眠。

3.睡眠认知问题：

（1）我一定要准时上床。上床睡觉并没有严格的时间要求，按理没有精力时就早点上床休息，有精力时就晚一点上床休息，睡得着就早点上床休息，睡不着可以晚一点上床休息。但患者在失恋的情况下，必然形成一定的焦虑情绪，这种焦虑情绪必然引起失眠，这种失恋后的情绪迅速转化为睡眠情绪导致失眠了。所以，这个时间"睡不着觉"恰恰是正常的情绪反应。

（2）没有睡到足够的时间会给我带来困扰。睡眠时间并不是绝对固定的。睡眠主要是为体力休息和补充而存在，而人类的失眠则大多由于人类的心理对睡眠与休息的过度期待而造成。患者的不合理认知，是因为失恋引起焦虑情绪转化为睡眠情绪而形成的，这种不合理认知则进一步加剧了患者情绪，从而使失眠持续。

（3）我睡觉的时候任何干扰都不能有。过度的干扰会影响人们睡眠是毫无疑问的。但一般干扰并不一定影响睡眠，这主要与人们的情绪调控能力有关。当干扰过去，情绪如果很快平静，则不会影响睡眠。如果"我睡觉的时候任何干扰都不能有"，显然是自己担心睡眠问题而害怕干扰，这种过度害怕干扰的情绪则成为其睡眠的主要干扰因素了。

（4）我感觉自己就是找不到睡得深的感觉。睡眠本来是一种自然的状态，是体力消耗以后的自然补充。如果没某种情绪干扰，或者某种心理期待过程，则不会影响睡眠过程。但由于这个患者一方面希望自己"睡得快、睡得深"；另一方面又找不到想要达到的那种状态，这种心理预期反而成了影响睡眠深度的心理因素。

（5）我过了固定的时间就睡不着。如前所述，睡眠并没有固定的时间，所谓"没有精力就早点上床休息，有精力时就晚一点上床休息，睡得着就早点上床休息，睡不着可以晚一点上床休息"。过了固定的时间就睡不着，显然跟患者某些强迫型人格倾向有关，过度强调睡眠时间的准确性，一旦睡眠规律被打破，则形成了某种"负面暗示"，让自己的负面情绪迅速膨胀而加重失眠。

（6）因为睡不好，所以我白天减少活动和交流。按照常理，活动与交流可以使人消耗体力与能量，让人疲倦而容易入睡。但患者显然理解错误，失眠后更加关注睡眠而减少体力消耗，当然会使失眠加重。

（7）睡不着时我会想方设法让自己尽快入睡。这是一种影响入睡过程的不恰当行为。睡眠是一个自然的生理心理过程，如果自己想各种方法让自己入睡，则必然破坏睡眠过程的自然形成而导致失眠或者加重失眠过程。

治疗过程：

1. 诱导患者进入气功或者催眠状态，即似醒非醒、似睡非睡的状态，这种状态中患者对外界的刺激反应减少，阻抗降低。

2. 在"放松状态"中回忆其失眠发生发展过程，对其进行失恋后的共情治疗，并引导改变当年失恋的情绪问题。

3. 分析领悟治疗：患者由于自身的胆怯型与依恋型人格倾向，同时由于失恋出现了暂时的焦虑情绪。失眠以后，那种焦虑情绪迅速转移到了睡眠问题上，从而形成了一系列不合理认知，并采取了若干不合理应对方式，加重失眠过程。给予恰当的分析领悟治疗，同时进行人格倾向与刺激事件和睡眠问题的剥离治疗。

4. 根据以上睡眠认知问题进行睡眠合理认知导入，让患者摆脱各种不合理认知，理性对待睡眠问题。

5. 使用"睡眠体验技术"进行治疗，一方面，让其进行不正常睡眠过程的焦虑情绪体验；另一方面，又进行正常睡眠时的平静过程体验，并暗示其今后睡眠过程中会自然进入正常睡眠过程。

6. 根据情况进行减药。

经过3次治疗后，患者6年失眠迅速治愈，达到正常睡眠状态。

二、我的失眠是"遗传"引起的

男性，37岁。

主诉自2020年4月3日开始出现不明原因入睡困难伴中途醒来、早醒、多梦等，且白天出现头晕、焦虑、困倦、情绪低落、兴趣减退、食欲不振、潮热汗出、恶心呕吐、全身乏力等症状。4月10日又因夫妻吵架而加重。

以前正常睡眠情况是：晚8：30上床陪孩子睡觉，往往9：00睡着。早晨5：00醒来，5：30起床，每天睡8个小时。

失眠后，晚10：30上床，睡前服艾司唑仑片1片，11：20左右睡着。3：00醒来，5：30起床。

问诊过程中得知，他认为自己的睡眠问题是"遗传"引起的。因为"自己的爸爸和姐姐睡眠质量都很差"。同时还得知，有时候自己在睡前做呼吸节奏的训练，做得好的时候能够快速入睡。患者在失眠之后这段时间还做过其他治疗，用中药调理，有一定程度的改善，但自认为没有被全方位辨证，没有得到全面、全方位调治。

案例分析：

1. "睡眠卫生不良"问题。此患者显然是由于长期陪孩子睡觉而形成了一定规律的睡眠模式，晚8∶30上床，早5∶30起床，躺在床上9个小时，显然时间过长，属于特定原因导致的"睡眠卫生不良"；

2. 情绪问题。2020年4月疫情期间，由于"不明原因"出现失眠，4月10日复因夫妻吵架而失眠加重。不难看出，初期失眠由于"不明"情绪问题（应该是"潜在的情绪"问题，或者由原来的睡眠规律被打破引起），后又因情绪问题加重。患者在呼吸训练过程中能够入睡，说明在这个过程中植物神经功能迅速得到调整，情绪平静，容易入睡，也说明这个失眠跟情绪有关。

3. 不合理认知问题。患者认为自己的失眠跟遗传有关，显然存在不合理认知。第一，睡眠医学研究并没有发现遗传引起失眠的证据；第二，从失眠出现的时间看，失眠是最近出现的，过去并没有失眠过；第三，从失眠出现之后的情况看，自己通过呼吸调整可以改善睡眠，说明这种睡眠可以通过自己的调整获得改善；第四，患者显然在自己的成长过程中，由于爸爸和姐姐的失眠痛苦，曾经给患者带来了不良暗示，患者存在害怕自己失眠的痛苦和担心失眠。因此，当自己由于客观或者主观原因导致失眠后，易归因于其他方面，归因错误，让自己更加担心失眠，从而形成恶性循环，不断加重症状。

4. 依恋型人格倾向问题。从患者的首次失眠综合性问卷中知道，患者14岁才跟父母分床而眠，对父母的依恋也在情理当中，这种依恋容易导致父亲的失眠对其成长过程构成不良影响。

治疗过程：在"放松状态"下，让其回忆体验失眠的发生发展过程，从中领悟到失眠过程完全跟自己过去的"睡眠卫生不良""情绪问题"以及"不合理认知"有关，让他通过自己情绪调整或者把不良情绪与睡眠过程剥离，改变不合理认知，不再过度关注睡眠问题，增加运动与兴趣爱好。一次治疗后，嘱其推迟上床时间，当天晚上减去西药半片，给予一种能够调节失眠的手机应用程序（心药医 App）在家每天中午自我训练一次。门诊随访，当天减去西药，睡眠改善，三天后不用药亦能迅速入睡。

三、学习压力让我无法入睡

女性，18 岁，主诉从 2019 年 3 月开始出现乏力、头昏、注意力不集中、记忆减退、思维减缓、入睡困难、多梦等症状。

发病前患者长时间存在间断性紧张，焦虑，失眠等问题，在每次临近考试时发作。平日睡眠状态：晚 11 点上床，11 点 30 分入睡，5 点 30 分起床，无午睡，未进行过治疗。

问诊过程中得知患者对成绩过于在意，性格要强，每次考试争当第一名，越到考试就越紧张焦虑，害怕因为睡不好影响考试发挥，内心压力大，越害怕越担心越是无法入睡，导致了后期一系列症状的发生，而这些症状引起的学习效率低下让患者代偿性增加学习时间，同时更焦虑更在意睡眠，身体与心理都过度负荷，产生恶性循环。

失眠结构化问卷测评结果说明，患者存在以下睡眠不合理认知：

1.要睡够足够时间白天才会有精力。

2. 睡觉一定要绝对安静、无光。

3. 睡不着会从思想上强迫自己放松、入睡。

案例分析：

1. 要睡够足够时间白天才会有精力。患者总是期待自己可以睡足够时间，使自己白天拥有更加充沛的精力去学习。特别是在临近考试时，一旦患者觉得自己睡眠时间少于心理预期，第二天就会有错误的心理暗示，会觉得自己状态不好，情绪低落，影响学习。

2. 睡觉一定要绝对安静、无光。患者具有一定的强迫型人格倾向，当觉得环境没有达到自己的要求，会认定自己无法入睡，处于焦虑的情绪中，直到环境完全安静、无光，才会觉得自己终于能够放松进入睡眠，并对这种环境是否能达到自己的要求更加敏感和关注。

3. 睡不着会从心理上强迫自己放松、入睡。睡眠是一个自然而然的过程，越睡不着的时候，越想控制自己的睡眠，越焦虑，越无法入睡。

治疗过程：诱导患者进入气功或者催眠状态，在这个状态下患者最放松，对外界阻抗降低，有最佳的治疗效果，在"放松状态"中回忆其失眠发生发展过程，让患者能够领悟到她的睡眠问题主要是由于不当情绪与对睡眠的不合理认知造成的，帮助患者正确认识这种压力并排解压力，同时将不良情绪与睡眠过程剥离开，不那么关注睡眠问题，增强患者信心。

经过 3 次治疗后，患者心态平和，能够获得正常睡眠，身体症状也逐渐好转。

四、孩子是我生活的全部

男性，45 岁，1988 年因自身成绩问题首次出现失眠；2017 年因孩子成绩下滑而出现焦虑、身体状态不好而彻夜难眠，自觉耳鸣、头痛、食欲不振。

发病前睡眠：23 点上床，30 分钟内即可入睡，6 点 50 分醒来后即起床，总睡眠时间近 7.5 小时。

失眠后：23 点 30 分上床，睡前服用一片艾司唑仑，24 点入睡，中途不定时醒来 1～2 次，多梦，梦中以恐惧情绪为主，5 点 40 分醒来，7 点 30 分起床。不服用艾司唑仑的情况下彻夜难眠。无午睡习惯。

失眠结构化问卷测评结果说明其有某种完美型人格倾向。

案例分析：

1. 完美型人格倾向问题。无论是 1988 年第一次出现失眠，还是 2017 年再次失眠，都是因为成绩不理想所导致的，追求完美的患者对自己和他人都高标准、严要求。

2. 睡眠情绪问题。由于孩子的学习成绩和健康状态而出现焦虑情绪，该患者把做事的完美追求又带到了睡眠当中，最终导致失眠。

3. 睡眠认知问题。

（1）睡不好，什么事都干不好。不可否认，睡不好精力、体力会受到一定的影响，但这种影响终究是有限的，因为人的睡眠时间在一段时间内是有较大弹性的，多睡一点少睡一点并不会立即对身体产生很大的影响。与其说是因为睡不好所以干不好事情，不如说睡不好是为自己干不好事情而找的一个借口，给要求完美的自己一个交代。抑或是因为没有达到自己理想的睡眠时间和质量，因此产生了自己未知的不良情绪，从而带来了各种不适症状。

（2）我一直期望，一沾上枕头就能够睡着。每一个入睡困难的人都期望躺下床以后赶紧入睡，这是非常自然的想法。但是这种想法只会使人更加关注睡眠，关注入睡的时间，增加睡眠的负担，入睡反而更加缓慢。紧接着产生了烦躁、焦虑这些不良的情绪，破坏了睡眠这个自然的心理生理过程。进入一个"入睡困难——期待睡得快——增加睡眠负担和关注——入睡困难——焦虑情绪——干扰睡眠——症状加重——更加期待赶快睡下去"的恶性循环。

（3）没有睡到足够的时间会给我带来困扰。过度地关注睡眠时间长短，反而会让大脑皮层产生新的兴奋点，破坏正常的睡眠结构。睡眠是自然的生理过程，累了自然就睡了，关注往往容易让大脑皮层处在兴奋中，反而破坏了自然的睡眠过程。能多睡就多睡一会儿，不能睡就少睡一会儿。一个人在不同的年龄段，或者遇到不同的事件，生理上的睡眠时间是可以根据所需要的休息时间随时调整的。

（4）不准备睡觉时有睡意，可一上床就没有睡意了。其实睡觉是一件自然而然的事，困了、累了，无论是坐在沙发上甚至是坐在车上，都会睡着。因为这个时候你并不想着入睡这件事，也不会为此做任何的准备。看电视、看书、坐车时，把这当作消遣的事来对待，把睡觉根本没当回事来对待，所以，睡眠会悄无声息地来找你。当在床上躺下去准备睡眠的时候，如果立即意识到自己要睡觉，反而睡不着了，因为，把睡眠当回事了，渴望睡眠的思维又开始活跃了，要睡觉的期待又激起了大脑活跃，带着这种期待、准备，反而增加了睡眠的负担，破坏了这个自然的生理心理过程。

（5）我每天晚上会把睡眠当作一件重要的事情来完成。把做事情的认真劲儿带到睡眠中来，每天晚上要为睡眠做好一切准备，比如要求自己不做影响睡眠的活动，避免兴奋的事情，避免情绪刺激和波动，注意饮食，关注卧室的声音和光线，关注温度是不是适合睡眠等等，所有的一切只会增加对睡眠的关注，这种关注会让交感神经兴奋起来，增加睡眠的负担，破坏自然的心理生理过程，影响睡眠。

（6）睡不着时我就会想方设法让自己尽快入睡。睡不着时会担心影响第二天的工作状态，影响自己的身体健康，所以想方设法让自己尽快入睡，正是这种潜意识中的负性观念，正是这种把平时对待工作的那种执着的、完美的关注转移到了睡眠问题上，最终破坏了自然的入睡过程。

治疗过程：诱导患者进入"低阻抗"状态，引导其回忆并体验失眠的发生发展过程，从中领悟到自己的完美型人格倾向在失眠中起到的负面作用，以及因此产生的"情绪问题"和"不合理认知"对于睡眠的进一步影响，将负性情绪和人格倾向与睡眠进行剥离。纠正不合理认知，导入合理认知。最后嘱其当晚减药半片，运用睡眠体验技术，引导其体验正常的睡眠过程。

经过 5 次治疗后，停用艾司唑仑，患者可正常入睡，失眠问题得到解决。

五、父母离异让我无法入眠

15 岁，女，2019 年 5 月开始失眠，入睡困难，多梦易惊醒。

发作前睡眠：晚 10 点钟上床，晚 10：20 左右睡着，次日 6：30～7：00 起床。

开始失眠后：晚 10 点钟上床，辗转反侧不能入睡，最早晚 12 点睡着，严重时凌晨 2 点入睡。睡到次日 7 点左右起床。入睡后整夜做梦，醒后仍觉困乏，疲劳不能缓解。白天上课时注意力不集中，偶有打盹儿，午睡 20 分钟左右。

诱发失眠的直接原因：父母离婚。

根据失眠结构化问卷测评结果，患者具有依恋型人格倾向，关于睡眠的不合理认知有：

1. 我总想控制自己的睡眠。

2. 一到晚上就担心自己睡不着。

3. 失眠是由疾病、工作、环境等外在因素造成的。

4. 我感到自己找不到睡得深的感觉。

案例分析：

1. 人格倾向问题：依恋型人格倾向是其失眠发生的人格基础。

2. 睡眠情绪问题：患者对父母依赖性很大，内心对于父母的离异、家庭的破裂不能接受，把这种伤心难过的情绪带到了睡眠当中，睡前思虑过多，情绪不平稳，导致入睡困难，多梦易醒。

3. 睡眠认知问题：

（1）我总想控制自己的睡眠。睡眠是一个自然而然的过程，是不受我们控制、也无须控制的过程，就像小草会在春天破土而出、树叶会在秋天飘落一样。当我们感到累了、困了的时候就是该睡觉的时候，觉得精力旺盛就可以晚一点睡，即使偶尔有入睡晚或者早醒等，也不用过分关注。越是想控制睡眠，越把注意力集中到睡眠上越容易影响自然而然的睡眠过程。

（2）一到晚上就担心自己睡不着。患者是一名学生，白天因为上课、与同学交流等，可以转移对父母离婚这件事的注意力，晚上躺在床上时就开始不由自主回想父母离婚的一些事，由此产生的负性情绪影响了睡眠。因为第二天需要上课，又特别想让自己尽快睡着，对脑海里的想法产生抵制。其实发生的事情本身不会影响我们的睡眠，恰恰是我们对"这件事情会影响睡眠，影响第二天学习"的担心，同时又想把这种担心摆脱掉，这两种想法的矛盾存在，而且又越想摆脱这个担心，却令担心越是强烈，以及这样难以终止矛盾纠结而继发的焦虑情绪，才是造成失眠的因素。

（3）失眠是由疾病、工作、环境等外在因素造成的。患者将自己失眠的原因归结于父母离异造成的家庭破裂所导致的。其实父母离异是父母的选择，父母虽然分开了，但是爸爸还是爸爸，妈妈还是妈妈，父母离婚不代表我们就失去父母的关爱了，这件事只是影响我们的睡眠的诱因，而睡觉只是自己的生理心理过程。很多人父母离婚甚至自己离婚都不会影响睡眠。所以外在因素本身不会造成失眠，应该正确对待生活中发生的事情、环境变化等，避免将不恰当的归因错误地带到睡眠问题中来。

（4）我感到自己找不到睡得深的感觉。失眠患者在睡眠中执着地寻找过去"睡得好"的那种感觉，尤其当睡不好的时候，心里更加会充满期待，殊不知这样一种愿望，这样一种心理活动过程，会加剧失眠的症状。睡眠是一个最自然的心理生理状态，一旦在睡眠过程中加入某种不合理的心理活动，就必然对自然睡眠过程形成干扰，从而造成入睡困难。

治疗过程：诱导患者进入气功或者催眠状态，在"放松状态"中回忆其失眠发生发展过程，对其进行当时父母离异的共情治疗，引导其重新看待或接受父母分开的状态；同时进行人格倾向与离异事件和睡眠问题的剥离治疗。根据以上睡眠认知问题进行睡眠合理认知导入，让患者摆脱各种不合理认知，理性对待睡眠问题。使用"睡眠体验技术"进行治疗，一方面，让其进行不正常睡眠过程的焦虑情绪体验；另一方面，又进行正常睡眠时的平静过程体验，并暗示其今后睡眠中会自然进入正常睡眠过程。根据情况进行减药。

经 5 次治疗后，患者可正常入睡。

■■■ 六、有了孩子在身边，我反而"失眠"了 ■■■

女性，35 岁。

主诉：失眠 1 月。

1 个月前产子，后出现不明原因入睡困难伴中途醒来、早醒、眠浅、多梦、起夜等，白天出现头晕、心慌。

以前正常睡眠情况是：晚 10：00 前上床，很快入睡。凌晨三四点最后一次醒来。6：30 起床，每天睡 7～8 个小时。

失眠后：晚 9：00～10：00 上床，入睡前服乌灵胶囊一粒，很快入睡，若不服用则无法入睡，4：00 最后一次醒来，5：00 起床，每日睡 4～5 小时。

中午在床 1 小时，实际睡着半小时。

问诊过程中得知，她自己认为如果不在床上睡觉，在其他比如车上等地方均可入睡。如若孩子在自己身边，失眠则会加重，忧心服用的药物是否会对哺乳产生影响。自述"还没有准备好养孩子，自己也没有很想生育孩子，但迫于家庭等原因，生下孩子"，该患者因为抚养哺育孩子产生了严重的焦虑。经再问诊得知，原来患者怀孕之前并不希望怀孕，也就是说自己并没有做好怀孕的准备而怀孕了。

案例分析：

1. 这个案例比较典型地反映了部分女性在结婚前或者怀孕前没有做好怀孕生子的准备，关键是自己心理尚未成熟，就已经步入了怀孕生子的年龄，心理年龄显著小于生理年龄这样一个事实。

2. "睡眠卫生不良"问题。此患者显然在出现失眠问题之前睡眠就是存在问题的，患者晚 10:00 前就上床，3:00、4:00 醒，睡 7～8 小时后，仍然躺在床上，等待到 6:30 再起床，多躺在床上 2～3 个小时，显然时间过长，属于日常习惯就"睡眠卫生不良"。

3. 睡眠情绪问题。患者生育孩子 1 个月有余，一直在心理上没有准备好进入一个新的人生阶段。不难看出，患者的失眠是由于自己过多地关注孩子，过多地关注自己的症状，过多地关注自己的身体，过多地关注自己的健康，因为几个过度关注而导致焦虑、紧张、担忧的情绪，从而产生失眠。

4. 性格倾向问题。失眠结构化问卷测评结果呈现出患者有胆怯型、强迫型、依恋型人格倾向。患者的社会化程度不高，对于如何成为一个母亲没有基本的心理预期，自己心理上还是一个孩子，依赖着自己的父母，对于迎来的新生命对自己会产生的依赖非常恐惧，转而逃避到去关注自己的症状上，然而越关注症状，症状就越重，越担心孩子培养的过程，培养的过程当中越容易出问题。对于患者来说如何学会亲子之间保持一个比较恰当的关系尤为重要。

5.不合理认知问题：

（1）我一定要准时上床。人的睡眠总是有从睡眠浅到睡眠深过程，累了疲乏了就上床，不累就多活动一下，很多时候太早上床会不自主延长等待的时间，令自己觉得这个睡眠浅时间太长。而患者显然没有意识到自己这个潜意识的等待过程，还在寻找着上床以后什么时候真睡着那种感觉。开始没睡着，所以上床以后，在床上等待着自己睡着，寻找那种睡着的感觉，似睡非睡的，一方面在体验自己睡没睡着，另一方面在感受自己没睡着而想睡着的过程，从而导致了一直睡眠不深。睡眠不深说明还没放下，没把自己睡觉这个过程真正地放下。放下了，不去关注自己的睡觉了，反而身体越累睡得越快，睡得越深，睡得越沉。

（2）一直在担心着晚上带孩子，会不会影响自己的睡眠。患者担心带孩子的过程，这种担心本身会带来失眠。实际上带孩子的过程本身并不引起失眠，只是患者带孩子以后，那种放不下的情绪，和不良暗示，在影响着睡眠。同时在患者的潜意识深处，一方面又想带孩子；另一方面还多多少少存在着怕带孩子的麻烦。自己还没有真正地成为一个自己认为合格的母亲，怕带孩子带来麻烦，担心自己带不好。这样一个担心的心理过程，转移到患者担心自己睡不好上面。其实带孩子喂奶、把尿、哄她（他）睡觉等，这一切活动都是患者体力消耗的过程，神经由兴奋走向疲劳的过程，能量消耗的过程。按道理事情完了，只要放下了，什么干扰都不在乎，无论患者怎么带孩子，带孩子越多，越累，睡得越快。

治疗过程：在"低阻抗"状态下，让其回忆体验失眠的发生发展过程，从中分析领悟自己过去的"睡眠卫生不良""情绪问题"以及"不合理认知"有关的问题，真正理解自己失眠的问题。再对患者进行情绪的调整、矫正不良认知、导入合理认知，将不良情绪与睡眠过程剥离，不再过度关注睡眠问题，为患者建立积极的人生观、世界观、生活观、婚恋观、育儿观，进行"再成长"训练，成长为一位真正的妻子、母亲等。

3次治疗后，患者睡眠改善；5次治疗后，已经大大提升作为母亲的自信心。

七、就业"压力"致失眠

女性，22岁，于2018年5月面临毕业和公考导致失眠，出现头昏、乏力、失眠、易惊醒等症状。

问诊得知：患者读高中的时候，学习刻苦，成绩一般，最后上了普通的二本院校，就读的是就业前景不好的专业，患者希望通过公考找到一份稳定的工作。患者对工作十分在意，孤注一掷，事业单位可以报考的岗位少，她面临一毕业就失业的局面，内心压力大而导致无法入睡，出现了一系列的症状，最后公考失败了。

案例分析：

对于就业，患者存在一些误区，认为必须考上公务员或者事业单位才可以；一定要刻苦努力好好学习才可以考上；要有稳定的工作才可以，表现为比较严重的社会适应能力不足。备考期间，住在集体宿舍，要选择一个安静的环境才能入睡，大部分时间花在备考上，没有锻炼身体。

由此，在治疗过程中，应帮助患者树立正确的就业观，应该考虑选择适合自己的工作，提高社会适应能力，不把公考当作人生唯一的就业方向。学会合理安排时间，在努力学习的同时也要抽时间锻炼身体，良好的身体有利于做好一切。

治疗过程：充分共情，倾听患者的所思所想。诱导患者进入气功或者催眠状态，降低阻抗，在"放松状态"中回忆其失眠发生发展过程，让患者能够领悟到她的睡眠问题是因为树立了不正确的就业观等，叮嘱患者每天抽时间锻炼身体，多跟家人沟通。

经过 2 次治疗后，患者症状逐渐改善，获得正常睡眠，增强自信心。

一年后随访，患者诉经治疗后一边打理家里的店铺，一边抽时间看书和运动，事半功倍，于 2019 年 9 月顺利考上了事业单位，同时还收获了自己美好的爱情。

八、生意人压力大——失眠找上门

男性，40 岁，失眠十余年，近 3 个月加重。有入睡困难，每晚需服用安眠药方能入睡，伴有早醒、多梦、睡眠浅、醒后疲乏、白天注意力不集中等症状，自诉做生意压力大、精神焦虑、性格急躁。

发病前睡眠：晚 11 点上床，15 分钟左右可入睡，6 点 30 分醒后起床。

失眠后：晚 12 点上床，睡前服用两片艾司唑仑，半小时左右能入睡，多梦，做梦多为焦虑内容，5 点半醒来，6 点 30 分起床。没有午睡习惯。

诱发失眠的直接原因：生意亏本。

根据失眠结构化问卷测评结果，患者具有强迫型人格倾向。

关于睡眠的不合理认知有：

（1）我总想控制自己的睡眠；

（2）我每天会把睡觉当作一件重要的事来完成；

（3）睡不着时我就会想方设法让自己尽快入睡。

案例分析：

1.人格倾向问题。强迫型人格倾向，希望自己能掌控睡眠，把每件事都做得尽善尽美，一旦出现不尽如人意的事情就难以接受，导致出现睡不着的情况，并想控制这种不良影响，反而更加焦虑而加重失眠。

2.睡眠情绪问题。白天的生意盈利和自己预期的有很大差别，使患者产生焦虑情绪，患者又把多做事的掌控和要求完美带入睡眠中，最终引起了失眠。

3.睡眠认知问题。

（1）我总想控制自己的睡眠。患者越是想控制睡眠，越把注意力集中到睡眠上就越容易失眠，因为这样反而促进了觉醒的过程，要让患者明白，睡眠是一个自然而然的过程，我们不用去控制它，累了、困了的时候自然就睡着了。

（2）我每天会把睡眠当作一件重要的事情来完成。患者是做生意的，他希望自己能把生活中的事情都做好，自己有一种掌控感，但是他把做事情的认真态度带入睡眠中来，恰恰影响了他的正常睡眠，过多的担心反而会增加睡眠的心理负担，导致大脑无法平静，从而影响了睡眠。

（3）睡不着时我就会想方设法让自己尽快入睡。患者特别害怕夜晚休息不好影响第二天的工作，想让自己快速入睡，于是想方设法让自己尽快入睡，结果这种行为带来的焦虑负面的情绪让他更无法入睡了，于是他就寻求药物帮助。

治疗过程：首先，诱导患者进入催眠的"低阻抗"状态，在这种放松状态下，引导患者回忆其失眠发生发展的过程，从中意识到自己的强迫型人格倾向在睡眠中起到的负面作用；其次，根据以上睡眠认知问题进行睡眠合理认知导入，纠正患者的多种不合理认知，导入合理认知；最后，根据患者情况，叮嘱其当晚减药1片。

经3次治疗后，患者能自行入睡；10次治疗后，多梦、睡眠浅等症状几乎消失，睡眠正常。

九、复杂难治性失眠

男性，63岁，自述自初中开始失眠，加重近一年。症状包括入睡困难，中途醒来，睡眠浅，多梦；白天有头晕、焦虑、心慌、健忘等症状。自2018年10月开始靠服安定一片助眠。中午躺在床上1个小时左右，可以睡着30分钟左右。不服药基本处于不能入睡的状态，完全靠安眠催眠药物入眠。

自述父母亲睡眠也不好，因此认为自己的失眠是遗传的。初中时代，正处在"文革"时代，家中"成分"高，从小学升初中也受到影响，上初中以后即离家住校学习，"考虑问题多"。

正常睡眠时：晚11：00左右上床，12：00左右入眠。次日早晨8：00醒来并起床，可以睡6～8个小时。

出现失眠以后：晚10：00左右上床，11：00左右入眠。次日早晨 7：00 左右醒来，7：30 左右起床，可以睡 8 个小时左右。

开始服用催眠药物以后：由于不服药不能入眠，自 2018 年 10 月开始靠服安定一片助眠。晚 9：30 ～ 10：00 之间开始服药，10：00 左右上床，11：00 左右入眠。次日早晨 7：00 左右醒来，7：30 左右起床，可以睡 8 个小时左右。

问卷调查说明，患者在睡眠问题上出现的睡眠心理问题比较多，包括：

1. 我一定要准时上床。

2. 睡不好什么事都做不好。

3. 我一直期待"一沾上枕头就能够睡着"。

4. 没有睡到足够的时间会给我带来困扰。

5. 我睡眠的时候任何干扰都不能有。

6. 我认为我的睡眠问题一定是身体有病带来的。

7. 不准备睡觉时有睡意，可一上床就没有睡意了。

8. 我的失眠是由疾病、工作、环境等外在因素造成的。

9. 我总想控制自己的睡眠。

10. 我一到晚上就担心自己睡不着。

11. 过了固定的时间我就睡不着。

12. 睡不着时我会想方设法让自己入睡。

另外，从问卷中还可以看出，患者有某些强迫型人格倾向；同时患者还表达说，自己在进行呼吸节奏的训练，达到比较好的状态时容易入眠。常常自学中医，希望采取一定的方法，用中药逐项调理，有一定程度的改善，但做不到辨证论治，不能够全面而准确地治疗。

案例分析：

这是一个时间很长、问题较多、比较复杂的失眠案例，分析如下：

1. 父亲的失眠源自当时政治环境下的焦虑与不安，失眠症状又给患者带来了强烈的不良暗示。

2. 当时政治环境下家庭环境给患者带来了严重的不安全感。

3. 其14岁离开家庭前才分床，说明其对家庭的某种依恋以及对外环境的适应能力不足并处在一定的焦虑状态。

4. 即使在正常睡眠时，其已经存在了"睡眠卫生不良"的状况。

5. 出现失眠症状以后，其"睡眠卫生不良"的情况更加严重，但没有人进行指导。

6. 每天晚上服安眠药过早，安眠药物根本没有达到应有的作用。

7. 患者在睡眠方面的问题较多，但症状并不严重；主要表现出睡眠情绪障碍，而在其他方面的情绪障碍并不严重。

治疗过程：

第一次治疗：采用"声光振失眠治疗仪"进行放松后，对以上问题逐一分析并导入正确认知，结合睡眠时间限制疗法让其推迟上床时间，同时减药，效果显著。

第二次治疗：问诊过程中发现其过于关注呼吸，是一种强迫性倾向，让其放弃过度关注呼吸的方法，并在放松状态下进行自然状态的呼吸。并让其参加睡眠训练营，每天中午采用"失眠App"自我治疗一次。

第三次治疗：巩固治疗，痊愈。

十、突发性耳聋令我无法入睡

女性患者，46岁，2020年4月突发性耳聋好转后，因主治医师嘱其注意睡眠后，开始失眠，包括入睡困难、中途醒来、早醒、睡眠浅、多梦、起夜等症状。

失眠后睡眠情况：23：30上床，2：00左右睡着，6：00醒来，7：00起床，自认为总睡眠时间3小时左右。自失眠后不久，开始服用阿普唑仑、艾司唑仑、思诺思，每日睡前半小时服用。

诱发失眠的直接原因：受到医生与病友对患者的暗示，外界对患者强调一定要注意睡眠，每天晚上必须保证良好的睡眠，遂导致患者情绪持续紧张。

诱发失眠的间接原因：①工作调动，环境适应能力差；②疫情期间，担心在美国求学的儿子。

失眠结构化问卷测评结果说明，患者存在以下睡眠不合理认知：

1. 我一定要准时上床。

2. 我一直期望，一沾上枕头就能够睡着。

3. 我睡觉的时候任何干扰都不能有。

4. 不准备睡觉的时候有睡意，可一上床就没有睡意了。

5. 失眠是由疾病、工作、环境等外在因素造成的。

6. 把失眠痊愈的希望全放在医生身上。

7. 一到晚上就担心睡不着。

8. 睡不着时我就会想方设法让自己尽快入睡。

失眠结构化问卷测评还说明其有某种胆怯、偏执及强迫型人格倾向。

案例分析：

1.关于突发性耳聋。实际上患者在出现突发性耳聋前，一定在学习、生活、工作、情感、家庭等一些方面上，已经处在焦虑状态，是处在某种潜在的难以说明、并且不自知的、难以表达的情绪冲突状态，使得患者出现了突发性耳聋。突发性耳聋隐喻着患者心中可能有了一些不愿意听的事，不想听的事，或者不敢听的事。潜在的焦虑及冲突被压抑在患者心底深处，所以让患者出现了突发性耳聋。

2.躯体症状问题。患者在出现突发性耳聋后，立即把过去潜抑的情绪以及寻求对其解决的需求，转移到耳聋的治疗、关心自己身体的问题上。患者由于突然听不见声音，产生了焦虑，这个焦虑又把过去长期潜在的焦虑唤醒，很痛苦，想寻求解决，就转移到对身体、症状、听力问题的焦虑上来。焦虑再引起了失眠。这个失眠，本身也是患者潜在焦虑的一部分，此时加之主治耳聋的医生与周围的病友，由于对睡眠心理学知识的缺乏，十分强调失眠的症状，认为耳聋是疲乏劳累造成的，实际上是他们不了解，其实累本身不会导致耳聋，无论怎么累，不会累及耳朵的听力问题，耳朵只是听到东西而已。所以患者所说的"累"这个过程，实际上是焦虑导致的一种感觉上的"心累"的过程，而他们不懂这个心理过程，误认为是没休息好造成的身体体验，把它错误地归结于身体。患者自己顺着医生的思路去研究自己如何睡好觉时，千方百计令自己睡好的时候，恰恰破坏了自己的原来正常的睡眠过程，反而加重了自己的失眠。

3.睡眠认知问题。

（1）我一定要准时上床。准时睡眠本身就是一个错误的概念。因为我们只有身体累了、困了的时候才睡觉，睡觉是为累了、困了而设计的，不是为了几点几分该睡觉而设计的。人在越累的时候越容易乏困越容易入睡，人在兴奋的时候就难以有困意、难以入眠，如果始终把睡眠跟准时上床联系起来，容易造成越要求自己准时上床，焦虑就越重，就越失眠。

（2）我一直期望，一沾上枕头就能够睡着。有这个想法的人，说明他在睡觉这件事上，用不合理的认知在跟自己的自然睡眠功能唱反调。越不恰当地要求睡眠达到某种状态，就越失眠，越失眠就越跟睡眠过不去。所以患者希望自己能有足够的睡眠时间，加上医生对患者的不恰当暗示，从而形成了心理和生理上的恶性循环。

（3）我睡觉的时候任何干扰都不能有。其实干扰对睡眠没有直接的影响。哪个正常的睡眠是绝对没有干扰存在的呢？如果患者不害怕干扰，干扰就不起作用；抱有对什么干扰都无所谓、对什么干扰都不理的态度，对干扰就会熟视无睹，情绪就会很快稳定甚至就没有情绪。越害怕干扰，就会越去捕捉干扰的存在、就越容易发现干扰，干扰就越大；越不害怕干扰，也就越无所谓，就睡得越好。

（4）不准备睡觉的时候有睡意，可一上床就没有睡意了。说明患者在意寻找有"睡意"的感觉。一上床就准备找到"睡意"，说明一上床，心理上就开始为认真睡觉做准备。越认真睡觉，就越会使大脑皮层难以进入放松的状态，就越易失眠；而越失眠，就越会更加认真地去做这种仪式化的准备，结果就会越做不到进入放松的睡眠过程了。

（5）失眠是由疾病、工作、环境等外在因素造成的。失眠不是身体有病及其他外在因素带来的，是患者潜在的对疾病的担心、对环境不适应的焦虑情绪带来的，是一个"情绪病""心理病"。突发性的耳聋、失眠都与自身潜在的严重的情绪压抑有关；以及因此又产生的复合的或叠加的焦虑情绪有关。

（6）把失眠痊愈的希望全放在医生身上。实际上决定失眠会不会复发、失眠能不能迅速地痊愈，不在于别人，而在于患者自己能否去读懂自己的情绪。患者如果敢于面对自己的不良情绪、应对自己的不良情绪，少睡多睡一会儿对身体不会有太大影响，觉得"失眠不得了"都是"灾通难化"情绪感染。不是把希望放在医生身上，而是自己主动随着医生的引导，去寻找到自己不良情绪的蛛丝马迹，把它找到，找到以后学会应对它，学会调解它，就不会耳鸣，不会失眠。

（7）一到晚上就担心睡不着。说明患者太关心失眠了，越担心失眠，就越去关注睡眠的过程，就越睡不着。因为患者认为睡不着，病就会复发，一直纠结在睡觉的问题上，总想控制自己的睡眠，越控制大脑皮层越难以放松就睡不好，形成恶性循环。

（8）睡不着时我就会想方设法让自己尽快入睡。患者越是想方设法睡觉，就越因"想方设法"而去动脑筋，大脑皮层就越清醒，就越睡不好。这与患者原来的人格倾向有关，与在得病前的应对方式和心理素质有关系。以前可能出现过同样的问题，但不一定得病；现在得病了以后，随着一些潜在问题唤醒，其人格倾向所呈现出的如焦虑情绪、不恰当认知、强迫型人格倾向等，重复着以往的模式，导致了有关疾病的问题就更加凸显出来了。只要不人为地贴上"不正常"的标签，不予关注的话，只要精力充沛也没什么了不起，也是可以的。

治疗过程：

1.诱导患者进入气功或者催眠状态。

2.在"放松状态"中回忆开始时突发性耳聋、失眠及其发生发展过程。

3.分析领悟治疗：耳聋后，患者把焦虑情绪迅速转移到了睡眠问题上，从而形成了一系列不合理认知，采取了不合理应对方式，加重失眠过程。进行人格倾向与刺激事件和睡眠问题的剥离治疗。

4.根据以上睡眠认知问题进行睡眠合理认知导入，让患者矫正各种不合理认知，理性对待睡眠问题。

5.使用"睡眠体验技术"进行治疗，体验正常睡眠过程，暗示患者今后会自然进入正常睡眠过程。

6.根据具体情况进行逐步减药。

经过 6 次治疗后，患者失眠治愈，达到正常睡眠状态。

附件一 汪氏失眠首诊结构化问卷（WIIQ）

汪氏失眠首诊结构化问卷

本问卷为广安门医院心理睡眠科总结 20 年临床经验专门针对失眠患者编制而成。请全部完成，必要时按照**大概**或者**常见**情况填写，填写越详细越有助于医生给您进行针对性和高效率的治疗。谢谢配合，祝早日康复!

一、一般信息　　　　　　　　　　　**日期：**

姓名：　性别：　年龄：　职业：　文化程度：

婚姻：　宗教信仰：　地址（省市）：　　联系方式：

二、睡眠情况

一个星期失眠几次? _____

入睡困难（有，无）；中途醒来（有，无）；早醒（有，无）；睡眠浅（有，无）；多梦（有，无）

最近服用安眠药? （是，否）。药名：_____ 用量 _____ 服药时间点 _____

开始服用安眠药的时间：_____ 年 _____ 月　　目前：连续服药 / 间断服药

	上床时间	睡着时间	醒来时间（最后一次）	起床时间	总睡眠时间
开始有失眠问题之前					
现在不服药情况下					
现在服药情况下					

1. 如果中途醒来，醒来几次：1 次，2～3 次，4～5 次，5 次以上请填写具体次数：_____

2. 醒来以后平均再入睡时间：_____

3. 醒来时间是否固定:（是，否）。如果是，固定醒来时间：_____

4. 起夜（是，否）。如果有，起夜几次：_____

5. 睡觉浅，有一点动静就醒　　　　　　　　（有，无）

6. 我觉得我整晚都没睡着或似睡非睡　　　　（有，无）

7. 做梦对您的睡眠是否造成困扰　　　　　　（有，无）

8. 连续剧式的梦（有，无）或每天总是做同一个梦　（有，无）

9. 梦中的情绪（可多选）：　①恐惧　②愤怒　③悲伤　④紧张　⑤其他_____

10. 是否打鼾（是，否）

三、白天情况

白天出现哪些症状?（可多选）头晕、头痛、焦虑、胸闷、心慌、烦躁、乏力困倦、健忘、情绪低落、兴趣减退、食欲不振、潮热汗出、恶心呕吐、全身不适、其他_____

白天是否睡觉（是，否）。若有，在床时长_____

睡着时间 _____

四、发病史

1. 第一次失眠发生的时间大概是：_____ 年 _____ 月 ____ 日

2. 引起第一次或者早期失眠的事件（记得，不记得）。具体事件（工作/学习，恋爱/婚姻，家庭事件，人际关系，疾病/手术，睡眠环境，怀孕/生子，意外，等等）：_____

_____

3. 失眠加重的时间？ ____ 年 __ 月 __ 日。加重的原因：____

_____

4. 失眠相关的疾病：（有，无），如果有，什么病：_____

_____

五、家庭史

童年时期父亲和母亲之间的关系：（良好/一般/压抑/吵架/打架/离婚/离世）

教育方式：1.民主　2.专制　3.忽视　4.溺爱

兄弟姐妹总共 _____ 个（包括自己）排行：_____

自小抚养人：（爷爷，奶奶，父，母，其他 _____）;

分床年龄：_____

是否经历过重大的事件：创伤，意外等?（是，否）具体是 ____

_____

六、治疗

您期待的失眠治疗方式有（可多选）? 西药、中药、针灸、推拿、气功疗法（导引）、心理疗法、其他的 _____

附件二 广安门医院失眠综合问卷

广安门医院失眠综合问卷

一般信息

姓名： 性别： 年龄： 受教育年限： 居住本地时间：

常住地： 职业： 婚姻状况： 宗教信仰： 民族：

指导语：下列各项是和失眠相关的问题，请根据您过去一个月的情况，选择是或否。

题目	是	否
1. 失眠会遗传		
2. 不管年龄多大，都应该睡足 8 个小时		
3. 睡眠是（成了）我生活中最重要的事情		
4. 早点上床可以多睡一会儿		
5. 只要中途醒来就是没睡好		
6. 我认为中途醒来会影响第二天学习、工作或生活		
7. 只要睡不好就会影响我的健康		
8. 失眠会影响我的记忆力		
9. 睡眠的好坏不是我自己能决定的		
10. 身体虚弱或身体有病就会影响睡眠		
11. 我的失眠是因为劳累过度引起的		
12. 做梦会影响我的睡眠质量		
13. 做梦对身体有害		

题目	是	否
14. 我认为睡前讨论问题一定会失眠		
15. 我认为在床上看书、思考、打游戏一定会影响睡眠		
16. 我的失眠时间太久了所以非常难治		
17. 我认为我的失眠症状比别人都重		
18. 各种慢性病都会导致失眠		
19. 只要情绪不好我就会失眠		
20. 没有人能理解我失眠的痛苦		
21. 只要一失眠我的心情就不好		
22. 我经常为是否服用安眠药而苦恼		
23. 只要前一天没睡好，我就担心今晚也睡不好		
24. 只要一睡不着我就着急		
25. 一到晚上就担心睡不着		
26. 入睡困难或中途醒来时，我就会想方设法让自己尽快入睡		
27. 失眠的痛苦让我难以忍受		
28. 只要中途醒来我就开始担心不能入睡		
29. 睡觉时一旦出现不好的情绪，我就努力去排斥它		
30. 只要有外界的声音、光线等刺激就会让我心情烦躁而失眠		
31. 我担心失眠后的第二天特别难受的感觉		
32. 只要一生气我就会失眠		
33. 只要一失眠我就必须补觉		
34. 晚上没睡好时，我必须推迟起床时间		
35. 我每天晚上一定要准时上床睡觉		
36. 白天会经常打盹儿		
37. 睡不着时会反复看时间		
38. 即使没有睡意我也会躺在床上等待睡眠		
39. 我觉得我没睡着，家人觉得我睡着了		
40. 睡眠不好第二天什么都不想做		
41. 我一上床就反复思考能不能睡着		

续表

题目	是	否
42. 我非常关注睡眠时间的长短		
43. 因为睡不着，所以我常常逼着自己早点上床		
44. 我看电视、看书报等事情时容易睡着，一躺在床上反而睡不着了		
45. 我会定点早醒		
46. 不管怎样累或困倦，一躺下我就精神了		
47. 睡前常常浮想联翩，无法控制		
48. 常常过了固定的睡眠时间我就睡不着		
49. 睡前一定要做一些准备活动		
50. 我对待睡眠的态度非常认真		
51. 我睡觉时不希望有任何干扰		
52. 我睡觉怕黑，不敢关灯		
53. 我必须有人陪伴才能入睡		
54. 喜欢抱着枕头、玩具、被子等东西睡觉		
55. 第二天一有事，晚上就睡不着		
56. 我的失眠是因为家人对我照顾不周引起的		
57. 我连续几天晚上做同一个梦		
58. 我做梦像连续剧一样		
59. 白天发生的事件，晚上像过电影一样在脑子里重演		
60. 一躺上床，脑子就会像过电影一样停不下来		
61. 我必须亮着灯睡觉		
62. 一躺床上，我就找以前睡得好的感觉		
63. 睡眠时我对声音、光线等外界环境刺激很敏感		
64. 为了避免干扰，我更喜欢一个人睡		
65. 我很在乎床是否舒适		
66. 家人打鼾影响我的睡眠		
67. 环境改变会影响我的睡眠		
68. 我期望一沾上枕头就能够睡着		
69. 我睡觉的时候什么干扰都不能有		
70. 我要是没有睡到足够的时间就一定会给我带来困扰		

续表

题目	是	否
71. 我没准备睡觉的时候有睡意，可一上床就没有睡意了		
72. 我认为失眠一定是身体有病带来的		
73. 我每天晚上会把睡眠当作一件重要的事情来完成		
74. 我感觉我就是找不到睡得深的感觉		
75. 失眠一定是环境、工作、疾病等外在环境造成的		
76. 我感觉我自己就是找不到睡得深的感觉		
77. 将失眠痊愈的希望全放在医生上		
78. 我总想控制自己的睡眠		
79. 一到晚上我就担心睡不着		
80. 过了固定的睡眠时间我就睡不着		
81. 因为睡不好我白天尽量少活动和交流		
82. 睡不着时我就会想方设法让自己尽快入睡		
83. 每次上床前都没有睡眠的感觉		
84. 只要睡不好我就什么事都做不好		

参考文献

［1］心文.中国婴儿睡眠质量评估体系首发［J］.中国生育健康杂志，2008（01）：43.

［2］本刊综合.睡眠大作战［J］.发明与创新（中学生），2019（06）：4-7.

［3］陈彤颖.优质睡眠从婴幼儿抓起［J］.江苏卫生保健，2019（06）：37.

［4］环球网.美研究显示慢性失眠可致死［EB/OL］.https：//health.huanqiu.com/article/9CaKrnJFTtV，2014-11-27.

［5］佚名.睡眠多少与寿命相关［J］.保健医苑，2008（01）.

［6］马恒杰，吴京波，张静，张淳珂.蓬莱市人群睡眠呼吸暂停综合征流行病学调查的研究［J］.中国卫生产业，2017，14（21）：1-2.

［7］人民网.罗阳同志讣告及生平［EB/OL］.http：//politics.people.com.cn/n/2012/1126/c352486-19702196.html，2012-11-26.

［8］杜辉，李桂侠，吕学玉，汪卫东.失眠的心理生理发病机制探讨［J］.世界中医药，2013，05：507-509.

［9］高嵩.湛庐文化《睡个好觉》书评［EB/OL］.https：//36kr.com/coop/liebao/5257126.html，2019-10-18.

［10］安佳沐.如何治疗失眠、多梦、抑郁［EB/OL］.http：//wenda.tianya.cn/question/75b27c7637b92160，2009-06-19.

［11］佚名.深度睡眠一般是睡眠时候［EB/OL］.https://wenwen.sogou.com/z/q340646418.htm，2011-12-13.

［12］佚名.揭秘苏联的睡眠剥夺实验［EB/OL］.https：//www.sohu.com/a/203413155_604477，2017-11-10.

［13］国际在线.人为什么要睡觉？睡眠剥夺造成身心伤害［EB/OL］.http：//gs.people.com.cn/n/2014/0807/c183359-21911484.html，2014-08-07.

［14］周密.不同类型失眠症患者心理及其相关因素分析［D］.大连医科大学，2012.

［15］刘芳，逯文华，刘姝雅，牛凯宇，贾静.不同类型磨牙症与心理社会相关因素相关性的调查［J］.口腔颌面修复学杂志，2017，18（03）：143-146.

［16］倪士峰，梁媛，詹彬，晏爽，贾凯，张红，李琴，冯锁民，巩江.梦游症的诱因和治疗技术研究概况［J］.畜牧与饲料科学，2013，34（12）：94-97.

［17］Anna Karin Hedström，Rino Bellocco，Ola Hössjer，Weimin Ye，Ylva Trolle Lagerros，Torbjörn Åkerstedt. The relationship between nightmares，depression and suicide［J］. Sleep Medicine：X，2020.

［18］Shang-Rung Hwang，Sheng-Wei Hwang，Yia-Chi Chu，Juen-Haur Hwang. Association of sleep terror，walking or talking and tinnitus［J］. Journal of the Formosan Medical Association，2020.

［19］Sarıaydın Muzaffer，Günay Ersin，Ünlü Mehmet. Frequency of restless legs syndrome and relationship between depression，anxiety and sleep quality among medical school students.［J］. Tuberkuloz ve toraks，2018，66（3）．

［20］李桂侠，王芳，刁倩，黄艳影，汪卫东．发作性睡病与心理的关系［J］．中国中医基础医学杂志，2012，18（11）：1271-1273．

［21］李桂侠，汪卫东．中医对发作性睡病的认识［J］．国际中医中药杂志，2012，34（05）：470-473．

［22］黄芳，谢磊，徐喆，李友，杨小艳．心理行为干预对阻塞性睡眠呼吸暂停低通气综合征患者的疗效观察［J］．国际精神病学杂志，2017，44（01）：182-184．

［23］汪卫东．中医心理学与人格研究述评［J］．国际中医中药杂志，2011，33（02）：97-100．

［24］汪卫东，吕学玉，杜辉，李桂侠，李世通．中医理论在中医心理学人格理论形成过程中的影响［J］．北京中医药，2013，10：764-766．

［25］王伞．自恋型人格障碍与心境障碍的共病研究［D］．华中师范大学，2007．

［26］郭梅英，张平，张玉英．不同依恋类型大学生的心理品质和睡眠质量［J］．中国健康心理学杂志，2014，22（04）：586-588．

［27］陈铁光，李红岩，郭婵娟，孙书臣．失眠的证候学特征与焦虑、抑郁的相关性研究［J］．世界睡眠医学杂志，2016，3（04）：231-233．

［28］李思聪，孔军辉．强迫障碍导致失眠的作用机制研究进展［J］．世界睡眠医学杂志，2017，4（06）：401-404．

［29］杨红英．探讨认知行为疗法（CBT）对失眠症患者睡眠质量和心理健康水平疗效的影响［J］．名医，2018（01）：121-122．

［30］王纯，PigeonR.Wilfred，张宁．失眠的认知行为治疗：标准方案及其变式［J］．临床精神医学杂志，2017，27（06）：428-430．

［31］赖雄，陈盈，何厚建，王敬，胡茂荣．从森田疗法角度探讨如何治疗心因性失眠［J］．医学与哲学（B），2017，38（05）：77-79．

［32］洪兰，李桂侠，刁倩，王亚娜，汪卫东．低阻抗睡眠调控技术对失眠症的干预作用［J］．国际中医中药杂志，2015，37（02）：109-113．

［33］胡月，李征，蒋运兰，蒋川，周香德，曾洋洋．五音疗法治疗失眠症有效性和安全性的系统评价［J］．职业与健康，2019，35（17）：2420-2424．

［34］赵远桥，王继军．精神分裂症的睡眠脑电图研究进展［J］．神经疾病与精神卫生，2016，16（02）：228-231．DOI：10.3969/j.issn.1009-6574.2016.02.031．

［35］边云，梁伟业，岳伟华，韩笑乐，林晨，张静，王智雄，马泊涛．未用药精神分裂症患者睡眠结构的 Meta 分析［J］．中国心理卫生杂志，2017，31（03）：208-214．

［36］卢瑾，鲍纪雪，许秀峰．精神分裂症患者前瞻性记忆及其与睡眠的关系［J］．中国心理卫生杂志，2016，30（02）：115-120．

［37］Yaffe Kristine，Falvey Cherie M，Hoang Tina. Connections between sleep and cognition in older adults.［J］. The Lancet. Neurology，2014，13（10）.

［38］任洪磊，张楠，孙庆娜，邵晶皓，程焱. 遗忘型轻度认知障碍与非痴呆性血管性认知障碍的认知损害及睡眠障碍特点［J］. 中华老年心脑血管病杂志，2015，17（03）：231–234.

［39］张延平. 睡眠与反流性疾病［J］. 国际耳鼻咽喉头颈外科杂志，2019（05）：277–280.

［40］胡世平，朱宏斌，王东旭. 功能性胃肠病与睡眠障碍的研究进展［J］. 医学研究生学报，2019，32（08）：861–865.

［41］侯彦丽，张静静，李佳媚，赵玉杰，张小玲，高雅，王小闯，王岗. 快速眼动睡眠对心血管疾病发病率的影响［J］. 中国急救医学，2019，39（11）：1021–1025.

［42］杨冀，于卉影. 睡眠障碍对免疫系统及疾病影响的研究进展［J］. 转化医学电子杂志，2017，4（10）：66–70.

［43］陈刘翠，袁梅，刘锋. 脑卒中相关失眠的研究进展［J］. 卒中与神经疾病，2020，27（03）：402–405.

［44］王莉，徐波，颜丙春. 卒中相关睡眠障碍发病机制研究进展［J］. 中国医药导报，2020，17（18）：45–48.

［45］俞鸣. 急性脑卒中并睡眠障碍临床分析［J］. 中国基层医药，2010（09）：1239–1240.

［46］双相情感障碍的睡眠研究进展［C］. 中国睡眠研究会（Chinese Sleep Research Society）. 中国睡眠研究会第十届全国学术年会汇编. 中国睡眠研究会（Chinese Sleep Research Society）：中国

睡眠研究会，2018：631-634.

［47］张磊，张卫华，马燕桃，于欣.单双相情感障碍患者抑郁发作期睡眠特点研究［C］.中华医学会精神病学分会.中华医学会精神病学分会第九次全国学术会议论文集.中华医学会精神病学分会：中华医学会精神病学分会，2011：335.

［48］光明网.10种食物让你一觉到天亮［EB/OL］.http：//www.100md.com/html/201303/0738/7823.htm，2013-03-07.

［49］许彦臣，刘希.老年人所需要的健康睡眠环境［J］.世界睡眠医学杂志，2016，3（03）：143-147.

［50］兰丽，连之伟.改善睡眠热环境可提高睡眠质量［J］.科学通报，2020，65（07）：533-534.

［51］丁西蓓，曹艺.基于健康理念的睡眠产品设计研究［J］.科技创新与应用，2020（01）：44-45.

［52］付桂玲.睡眠健康教育中的改善睡眠环境教育［J］.世界睡眠医学杂志，2016，3（03）：148-151.

［53］本刊.选睡姿，扬长避短（关注睡眠）［J］.新疆人大（汉文），2016（04）：48.

［54］孙凡帆.个体工作日睡眠时长与人际冲突的关系［D］.华东师范大学，2018.

［55］王玉芳.《黄帝内经》论寤寐及其意义［J］.中医药信息，2016，33（04）：41-43.

［56］禄颖.《内经》睡眠机理及其系统理论的研究［D］.北京中医药大学，2006.

［57］赵秋升.《内经》睡眠理论研究［D］.山东中医药大学，2009.

［58］曹练镐.《内经》睡眠理论与应用研究［D］.辽宁中医药大学，2015.

［59］王智瑜.从睡眠与觉醒的相关概念探讨《黄帝内经》的睡眠—觉醒理论［D］.北京中医药大学，2005.

［60］袁忠民.夏之眠，午睡的学问［J］.现代商业银行，2018（14）：108.

［61］汪卫东，孙泽先.中国传统文化中的"三神学说"初探［J］.中医杂志，2012，53（13）：1157-1159.

［62］张风华，廖灿辉，王绘新，黄小娜.新生儿睡眠/觉醒状况与认知发育的相关性研究［J］.中华妇幼临床医学杂志（电子版），2015，11（02）：59-63.

［63］高荣林，徐凌云.中医睡眠学说及其科学内涵［J］.中国中医基础医学杂志，1995（01）：16-17.

［64］李璟怡，黄俊山，张娅，曾雪爱，张一帆，李星.中医阴阳寤寐学说探析［J］.中医杂志，2014，55（01）：86-88.

［65］姬文君.健康成长，多睡"子午觉"［J］.中医健康养生，2020，6（07）：69.

［66］徐小梦，陈宏，张亚同，贾成祥.浅析梦境在中医辨证中的临床应用［J］.中国中医药现代远程教育，2018，16（17）：65-67.

［67］杨正仁，黄淑桂.诊法探求——中医梦诊［J］.中国中医药现代远程教育，2013，11（07）：86-87.

［68］李云虎，李焕芹，李东，王春勇.成人慢性失眠患者中医证治规律初探［J/OL］.中国中医基础医学杂志：1-11［2020-08-09］.http：//kns.cnki.net/kcms/detail/11.3554.R.20200609.1617.002.html.

［69］聂飞.麦斯麦尔的"动物磁气学说"［EB/OL］.https：//www.psy525.cn/diary/85794.html，2017-05-05.

［70］宋书文.心理学名词解释［M］.甘肃：甘肃人民出版社，1984：6.

［71］李世通，吕学玉，汪卫东.中医心理学相关概念辨析［J］.北京中医药大学学报，2011，34（5）：302-305.

［72］町好雄.外气治疗时，气功师的生理变化［A］.世界医学气功学会.世界医学气功学会第三届理事会第二次扩大会议论文集［C］.世界医学气功学会，2004：11.

［73］汪卫东.中医气功学与催眠心理学［A］.中国中西医结合学会精神疾病专业委员会.中国中西医结合学会精神疾病专业委员会第16届年会论文汇编［C］.中国中西医结合学会精神疾病专业委员会，2017：5.

［74］汪卫东.气功入静状态下的睡眠调控技术［J］.国际中医中药杂志，2009，31（4）：349-350.